"十二五"普通高等教育本科国家级规划教材配套教材
国家卫生和计划生育委员会"十二五"规划教材配套教材
全国高等医药教材建设研究会"十二五"规划教材配套教材
全国高等学校配套教材

供8年制及7年制（"5+3"一体化）临床医学等专业用

人体寄生虫学实验指导

第3版

主　审　吴忠道

主　编　何　蔼

副主编　程彦斌

编　者　（以姓氏笔画为序）

何　蔼（中山大学中山医学院）　　　　郑小英（中山大学中山医学院）

张瑞琳（中山大学中山医学院）　　　　程彦斌（西安交通大学医学部）

明珍平（武汉大学基础医学院）

绘　图　梁　炽（中山大学中山医学院）

人民卫生出版社

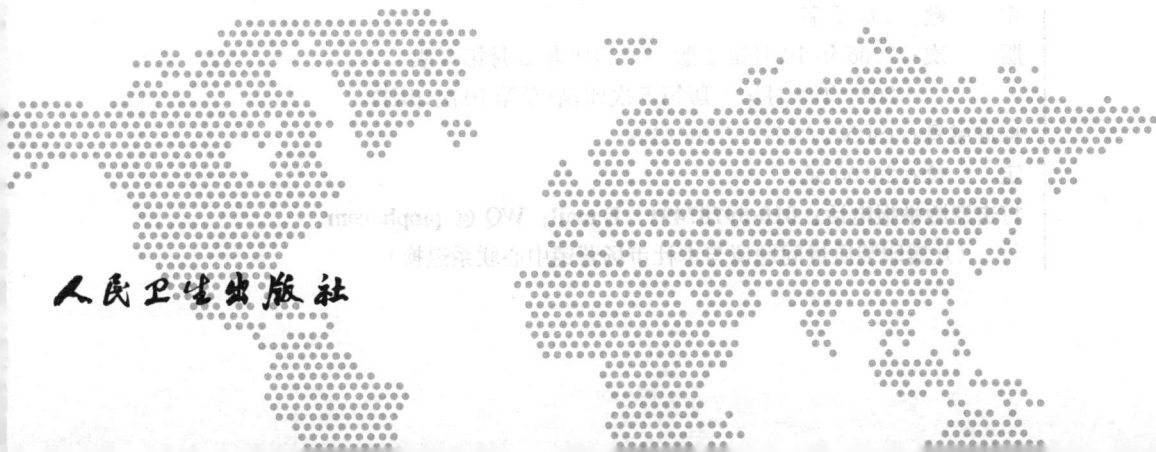

图书在版编目(CIP)数据

人体寄生虫学实验指导/何蔼主编. —3 版. —北京:人民卫生
出版社,2018

ISBN 978-7-117-26623-9

Ⅰ.①人… Ⅱ.①何… Ⅲ.①医学-寄生虫学-实验-医学院
校-教学参考资料 Ⅳ.①R38-33

中国版本图书馆 CIP 数据核字(2018)第 098741 号

| 人卫智网 | www.ipmph.com | 医学教育、学术、考试、健康,
购书智慧智能综合服务平台 |
| 人卫官网 | www.pmph.com | 人卫官方资讯发布平台 |

人体寄生虫学实验指导
第 3 版

主　　编:何　蔼
出版发行:人民卫生出版社 (中继线 010-59780011)
地　　址:北京市朝阳区潘家园南里 19 号
邮　　编:100021
E - mail:pmph @ pmph. com
购书热线:010-59787592　010-59787584　010-65264830
印　　刷:北京盛通数码印刷有限公司
经　　销:新华书店
开　　本:787×1092　1/16　　印张:8　　插页:4
字　　数:205 千字
版　　次:2006 年 10 月第 1 版　　2018 年 3 月第 3 版
　　　　　2024 年 8 月第 3 版第 5 次印刷(总第 10 次印刷)
标准书号:ISBN 978-7-117-26623-9
定　　价:26.00 元

打击盗版举报电话:**010-59787491　E-mail:WQ @ pmph. com**
(凡属印装质量问题请与本社市场营销中心联系退换)

前　言

　　本书为"十二五"普通高等教育本科国家级规划教材、国家卫生和计划生育委员会规划教材《人体寄生虫学》(供8年制及7年制临床医学等专业用)的配套教材。本书可作为八年制、七年制医学生人体寄生虫学实验课教材,也适合五年制医学生使用。

　　全书包括实验总则、原虫、吸虫、绦虫、线虫、节肢动物及附录7个部分27个实验。具体每个实验内容包括:实验目的和要求、实验内容(标本观察、实验操作、动物实验)、病例、复习思考题和参考资料等内容。通过学习使学生更好地巩固已学的知识,并把已学的知识与实际工作相结合,从而提高动手能力、理论联系实际能力及独立分析和解决问题能力。本书中各虫种(包括要求观察的虫期)的拉丁学名或英文,都在中文名第一次出现时注明。附录里的参考书目录、网址和附表等内容可供学生拓展知识和复习所需。

　　本书的各部分内容在第2版的基础上进行了修改、更新和补充,除保留基本的形态学观察内容以外,还编入了大量的实验寄生虫学的内容。结合寄生虫病的实际流行情况增加了巴贝虫、广州管圆线虫和粪类圆线虫的实验内容。为了提高学生英语水平,书中的插图都配有中英文注释。为了便于学生复习,把寄生虫生活史和致病特点均列在附表里。

　　本书包括了目前各高校常开设的实验,各院校可根据实际情况从中选择适合于本校开设的实验,以达到最佳效果。

　　承蒙中山大学中山医学院吴忠道教授对全书进行了审阅,本书用的线条图大多为梁炽老师所绘,彩图多数由张瑞琳老师拍摄,詹希美教授、曾昕博士也提供了一些照片。李卓雅老师和刘茜硕士对插图进行了图像编辑处理,宋兰桂博士对本书的英文词汇进行了校对。在此对他们的辛勤劳动特表衷心感谢。本书引用的病例来自多位作者的论著、论文,在此表示深深的谢意。对那些关注本书,为本书提供帮助的同仁们也深表感谢。

　　本书经全体编委、审稿专家及全体人员努力而完成,是集体所作。但由于编者水平及时间等限制,本书的错误和不足之处在所难免,敬请读者及各位专家、同仁指正,不胜感谢。

何　蔼

2018年1月

目　录

第一部分 实验总则

实验教学是人体寄生虫学教学的重要组成部分。通过标本观察、实验操作和动物实验,主要达到以下目的:掌握常见人体寄生虫的辨认及鉴别要点,掌握具有诊断价值的寄生虫形态特征和常见寄生虫的病原学检查方法,熟悉免疫学诊断技术及了解高新技术诊断方法;通过对寄生虫的标本观察和实验流行病学、动物实验等实验及其结果分析,培养学生的动手能力、分析问题和解决问题的能力及创新能力;通过实验,加深和巩固已学过的理论知识,使理论知识和实践相结合。

一、实验室规则与注意事项

1. 进实验室上课时必须穿白大衣,并携带教材、实验指导、实验报告本及必要的文具,如钢笔、铅笔、彩色铅笔、小尺等。

2. 上实验课前要做好预习,明确实验目的和要求,了解每个实验的基本原理和具体要求。

3. 上课要准时,不得无故缺席、迟到或早退,特殊情况外出或早退应向任课老师请假。

4. 遵守课堂纪律,保持实验室的安静,关闭手机,不得高声谈笑,随便走动或进行与实验无关的活动。

5. 严格遵守操作程序,爱护教学标本、仪器、试剂、动物,如有遗失或损坏应报告老师,并按学校规定进行适当赔偿。

6. 实验操作时要耐心细致,自己动手,独立思考,严格要求,培养实事求是的科学态度和认真负责的作风。

7. 实验动物尸体、玻片、器皿、垃圾应按要求放到指定地点。

8. 在做有感染性材料的实验时,应在二级生物安全防护实验室操作。

9. 值日生应负责搞好实验室的清洁卫生,离开实验室前应关好水、电、门窗。

(何 蔼)

二、光学显微镜的使用及观察寄生虫标本注意事项

(一) 低倍镜的使用

从柜内取出光学显微镜(图 1-1),先将电源插头插入电源插座,检查亮度调节钮确实位于最低处,可变光源调节柄在最小位置,聚光镜处于低位时,开启电源开关。将待观察标本放入玻片夹,移至通光孔中央,调节亮度至合适位置,转动粗调焦钮至物像清晰即可继续观察标本。

(二) 高倍镜的使用

在低倍镜下观察到病原体后,需要进一步辨认其结构的情况下使用高倍镜。先将待观察部分移到视野中央,转换高倍镜,在观察标本的同时稍微上下转动细调焦钮,直至视野内的图像清晰为止。

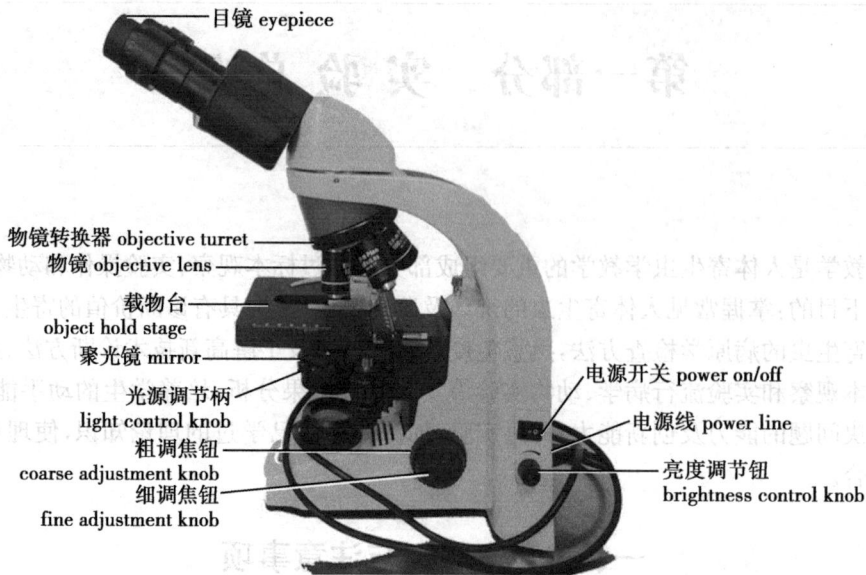

目镜 eyepiece

物镜转换器 objective turret
物镜 objective lens
载物台
object hold stage
聚光镜 mirror
光源调节柄
light control knob
粗调焦钮
coarse adjustment knob
细调焦钮
fine adjustment knob

电源开关 power on/off
电源线 power line
亮度调节钮
brightness control knob

图 1-1　光学显微镜结构示意图
Fig. 1-1　Diagram of optical microscope

注意,有的显微镜因高倍镜与低倍镜不够配套,从低倍转至高倍时,往往转不过去或撞坏标本,如遇到此类情况,可将载物台稍微下降,直接用显微镜调焦,即从侧面注视物镜,调节粗调焦钮,使高倍镜头下降至与标本最短距离,再观察目镜视野,慢慢调节细调焦钮,使镜头缓缓下降(载物台缓缓上升),至物像清晰。然后在小范围内仔细寻找所需目标。

如需要更换标本时,应该先将载物台下降,然后再把标本取下来。

(三) 油镜的使用

1. 先按低倍镜 → 高倍镜的操作步骤,找到清晰物像,把待放大部分移到视野正中,移开高倍镜,在标本中央加一小滴香柏油,轻轻转换油镜头,使其镜面浸在油滴中。一般情况下,转过油镜即可看到物像,如看不清楚,只需轻轻转动微调焦钮即可看到物像。

2. 找到物像后,将聚光镜升至最高,移动光栏调节柄将光圈适当调大,选择最适当光线即可进一步观察。

3. 油镜使用完毕,适当降低载物台,将油镜头转到侧边,取下标本。先用双层擦镜纸将镜头上的香柏油擦干净;再取擦镜纸,蘸适量乙醚酒精混合液(7 份乙醚加 3 份乙醇)轻轻擦拭镜头;最后再用干净擦镜纸擦拭镜头 1~2 次即可。

4. 取擦镜纸(或擦片纸)将标本上的镜油擦干净。注意,封加盖玻片的标本其擦拭方法同擦拭油镜头;未加盖玻片的标本可用纸拉法清洁标本,即先取一小张擦镜纸覆盖在标本的油滴上吸去大部分镜油,再取一小张纸覆盖在标本上,滴 1~2 滴二甲苯,然后平拉擦镜纸,反复几次即可擦净。

实验室使用的显微镜均为双目普通光学显微镜,学生在观察标本时首先应注意其最低和最高放大倍数。显微镜的目镜组放大倍数为×10,物镜则分为 3 组,低倍镜组放大倍数为×10;高倍镜组放大倍数为×45;油镜组放大倍数为×100,用目镜放大倍数乘以物镜放大倍数,等于镜下观察标本所得到的放大倍数。例如用低倍镜观察肺吸虫卵,目镜为×10,物镜为×10,那么肺吸虫卵的放大倍数为×100。

（四）观察标本注意事项

寄生虫标本一般分为大体标本（活标本、固定标本、浸制标本）、玻片标本（包括染色和未染色封片标本）和针插标本。观察时应分别采取不同的方法。

1. **大体标本** 主要为较大的寄生虫标本及其所致器官、组织病变的病理标本。观察时要注意其形态、大小、颜色及结构，从而辨认是何种寄生虫、属生活史发育过程中的何阶段，再结合致病及诊断，达到系统掌握。如为病理标本，应注意病灶为何脏器、组织、有何病变，再联系致病机制，掌握其病理改变的特征。

2. **玻片标本** 为体积较小的寄生虫成虫、幼虫、蠕虫卵和原虫，分别用不同的方法制作而成，这些标本是要求观察和掌握的主要标本。相对大的虫体，可用解剖镜观察，其他标本主要用光学显微镜观察。先在低倍镜下找到标本，观察其基本形态，必要时移至视野中央，然后转换高倍镜观察其细微结构；原虫标本需在油镜下才能辨清其形态结构。

注意，镜检粪便、血液、体液和培养液等涂片标本时，必须按上下左右顺序进行观察（图1-2），以免遗漏而影响检查结果。另外，寄生虫标本的大小、厚薄和着色的深浅程度不同，观察时要求的放大倍数和光线强弱也不相同，应随时作相应调整。

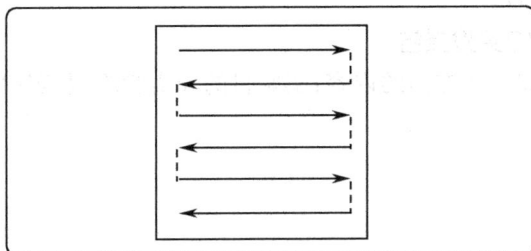

图 1-2 观察玻片标本顺序示意图

Fig. 1-2 Diagram of slide specimen observing sequence

3. **针插标本** 一般为蚊、蝇、白蛉等昆虫标本，封装在指形玻璃管内，用肉眼或放大镜观察，主要了解其外部基本结构特征。

（五）显微镜的维护及注意事项

1. 取显微镜时用右手握镜臂，左手托住底盘，保持镜身垂直，以防目镜、滤色片等零配件脱落。显微镜的配件不能互相调换，光学部分只能用擦镜纸清洁擦拭，不可用手指、纱布或其他粗糙物擦拭，以免磨损镜面。如发现有损坏或性能不良，应立即报告老师请求处理。

2. 观察带有液体的标本时必须加盖玻片，以防液体污染镜头。

3. 使用高倍镜或油镜观察标本时，应使用微调焦钮，并小心转换物镜，避免压坏标本和损坏镜头。

4. 实验完毕，要将标本取出，用擦镜纸将镜头擦拭干净并移到侧边（即转离聚光器上方），将亮度调节钮移至最低位置，才能关电源。最后将电源线插头拔下收好，把显微镜放回原处。

（张瑞琳）

三、实验报告要求

实验报告主要包括有四种类型：绘虫卵形态图、标注成虫形态图、用简图（如箭头）描述寄生虫的生活史过程、实验操作或动物实验报告。各校可根据具体开设的实验情况,自行编写实验报告本,供学生使用。作业的具体要求如下:

(一)绘寄生虫形态图

1. 主要是绘虫卵及原虫滋养体和包囊等形态图,要求用铅笔描绘,以点和线构成轮廓图,线条要平滑,不涂阴影,不涂彩色,可利用点的疏密来表示虫体的立体感。注意要描出形态和大小的比例,绘出特征,力求真实准确。

2. 彩色的标本一般要求绘彩图,按标本的实际颜色绘制,也可用红蓝铅笔描绘。

3. 绘图完毕,用平行线标注结构特点。

(二)标注形态图

各校可根据具体情况,在实验报告本上打印出需掌握的寄生虫的形态图。要求学生观察标本后用平行线标注主要部位。

(三)用简图(文字和箭头)描述寄生虫的生活史过程

要求用简图(文字和箭头)概述该虫的终宿主、保虫宿主、转续宿主、成虫寄生部位及其主要损害器官,虫体(虫卵)离开(排出)人体的途径,中间宿主及幼虫在其体内的发育过程,感染期、感染途径和方式等内容。

(四)实验操作或动物实验报告

要求实验报告包括如下几方面的内容:实验目的和实验原理、实验方法(步骤)、实验结果、实验结果分析(讨论)。

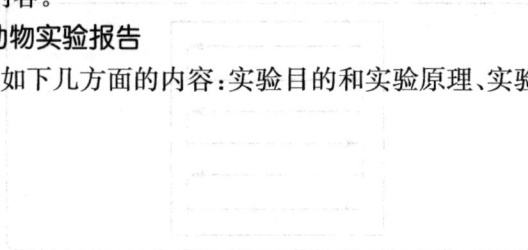

(何　蔼)

第二部分 原 虫

实验一 溶组织内阿米巴和其他阿米巴

【实验目的和要求】

1. 掌握溶组织内阿米巴（*Entamoeba histolytica*）滋养体和包囊的形态特点。
2. 掌握溶组织内阿米巴的生活史特点、感染期和感染方式。
3. 掌握溶组织内阿米巴常用病原学诊断方法。
4. 理解溶组织内阿米巴的致病作用。
5. 掌握溶组织内阿米巴与结肠阿米巴滋养体和包囊形态鉴别要点。

【实验内容】

（一）标本观察

1. 溶组织内阿米巴

（1）滋养体（trophozoite）铁苏木素染色标本（操作和示教）：先用高倍镜找到虫体，然后用油镜观察，或直接用油镜寻找。虫体[图 2-1、附图 4(1)]形状多变，直径在 $10 \sim 60 \mu m$ 之间，外质透明，可见舌状或指状伪足，内质呈颗粒状，颗粒细小而均匀，内有一个核，圆形，核膜内缘的染色质粒大小较一致，排列整齐，核仁小而圆，位于中央，核仁与核膜之间隐约可见核纤丝。部分滋养体内质的食物泡中含有红细胞，红细胞的形态随消化程度不同而异。有些滋养体内质含有空泡。

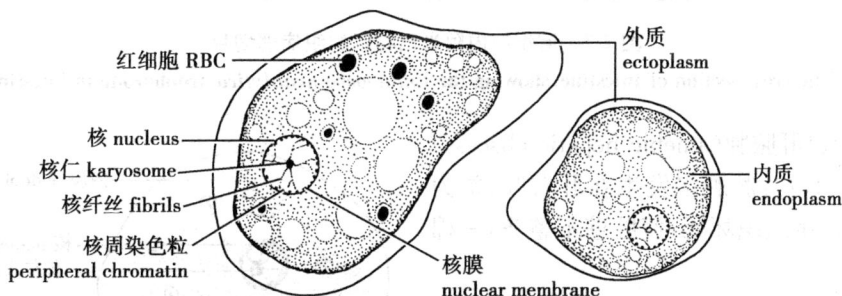

图 2-1　溶组织内阿米巴滋养体
Fig. 2-1　Trophozoite of *Entamoeba histolytica*

（2）包囊（cyst）铁苏木素染色标本（操作和示教）：油镜下观察。包囊[图 2-2、附图 4(2)]呈圆球形，直径为 $10 \sim 20 \mu m$，染成蓝黑色。囊壁厚，不着色。核通常 1～4 个，成熟包囊具 4 个核，核结构与滋养体相同，未成熟包囊中含有糖原泡和拟染色体，糖原泡在染色时被溶解，成为空泡，拟染色体深蓝色，棒状，两端较钝圆。成熟包囊常缺拟染色体和糖原泡。

（3）病理标本

1）肠阿米巴病理标本（示教）：肠壁溃疡呈散在性分布，大小不一，病变中央组织缺损，周围

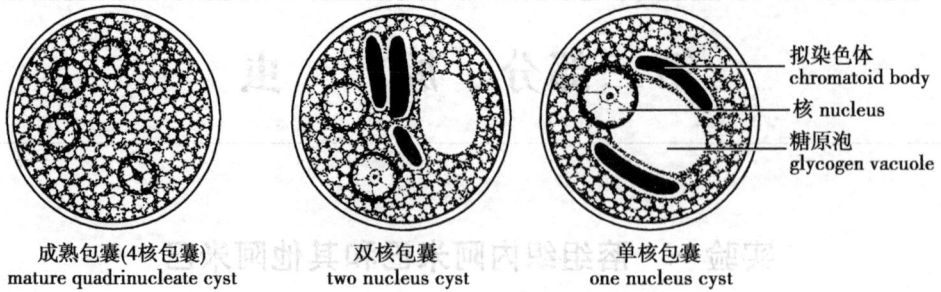

成熟包囊(4核包囊)　　　双核包囊　　　　单核包囊
mature quadrinucleate cyst　two nucleus cyst　one nucleus cyst

拟染色体 chromatoid body
核 nucleus
糖原泡 glycogen vacuole

图 2-2　溶组织内阿米巴包囊
Fig. 2-2　Cysts of *Entamoeba histolytica*

组织水肿而隆起,形成火山口样。溃疡口小底大,溃疡之间仍可见到正常组织。多个溃疡融合后,使小块肠黏膜组织坏死、脱落,形成浅表溃疡。

2)肠阿米巴病理组织切片(示教):在溃疡周围组织可见到滋养体、大量白细胞浸润。经HE 染色,滋养体染成桃红色,胞核和吞噬的红细胞染成深桃红色(图 2-3)。

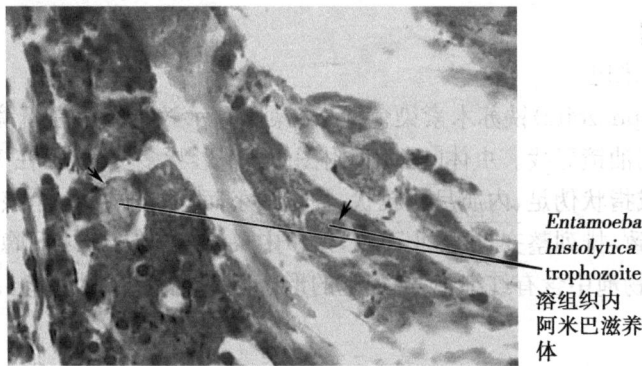

Entamoeba histolytica trophozoite
溶组织内阿米巴滋养体

图 2-3　溶组织内阿米巴在肠组织病理切片
Fig. 2-3　The cross section of intestine,showing the *Entamoeba histolytica* trophozoite in intestinal tissue

3)阿米巴肝脓肿(amebic hepatic abscess)病理标本(示教):脓肿多发生在肝右叶,常为单个,脓腔周围组织坏死,使腔壁不整齐,呈棉絮状。

(4)滋养体和包囊扫描电镜照片(示教)。

2. 结肠内阿米巴(*Entamoeba coli*)

(1)滋养体铁苏木素染色标本(示教):形状与溶组织内阿米巴相似,虫体(图 2-4)直径为 15～50μm,平均大小较溶组织内阿米巴的滋养体略大,内质、外质分界不甚明显,食物泡内含有细菌和淀粉颗粒等,但不含红细胞。核仁常常偏于一边。核膜内缘的染色质粒粗而不均匀,排列不整齐。

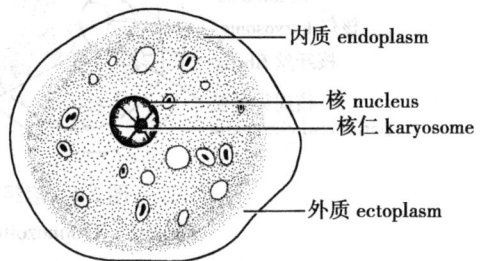

内质 endoplasm
核 nucleus
核仁 karyosome
外质 ectoplasm

图 2-4　结肠内阿米巴滋养体
Fig. 2-4　Trophozoite of *Entamoeba coli*

(2)包囊铁苏木素染色标本(示教):包囊(图 2-5)圆球形,直径为 10～35μm,较溶组织内阿米巴的大,胞核 1～8 个,核构造和滋养体相似。未成熟包囊具糖原泡和拟染色体,拟染色体的两端不整齐似碎片状或草束状。成熟包囊具 8 个细胞核。

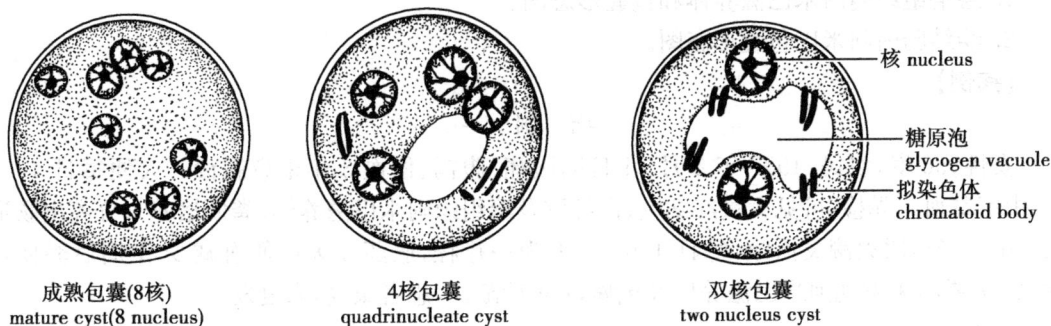

图 2-5　结肠内阿米巴包囊

Fig. 2-5　Cysts of *Entamoeba coli*

3. 腔道内其他非致病性的阿米巴(示教)

(1)齿龈内阿米巴(*Entamoeba gingivalis*)滋养体:生活史仅有滋养体时期,虫体小,直径为 5～15μm,内质和外质的界限分明,食物泡内含有细菌、白细胞等物,偶有红细胞,核仁居中,有核周染色粒。

(2)微小内蜓阿米巴(*Endolimax nana*)

1)滋养体:新鲜标本直接涂片中虫体细小,直径为 6～12μm。运动缓慢,可有多个伪足。胞核一个,内外质不分明,内质粗糙,含有细菌。有一粗大明显核仁,不规则,无核周染色质粒。细胞质量少,食物泡内含细菌。

2)包囊:较溶组织阿米巴细小,直径为 5～15μm,类圆形或椭圆形,核 1～4 个,核仁结构同滋养体,缺拟染色体。

(3)布氏嗜碘阿米巴(*Iodamoeba butschlii*):滋养体虫体直径为 8～20μm,新鲜标本生理盐水涂片中伪足宽大,运动缓慢。食物泡内含有细菌,染色标本中核仁大且居中央,核膜内缘的染色质粒不明显。包囊直径为 5～20μm,近椭圆形,成熟包囊仅有一个核。糖原泡大,常把核推向一边。

(二)实验操作

1. 直接涂片法检查粪便中溶组织内阿米巴滋养体(操作和示教)

(1)检查方法:取一洁净载玻片,中央滴一滴生理盐水,挑取有脓血黏液的粪便少许,在生理盐水中混匀,涂开,盖上盖玻片,高倍镜下检查。活阿米巴滋养体的外质透明,伸出指状或舌状伪足作定向运动,使虫体形态不断发生变化。内质可见细胞核和内含物。如果标本取自培养液,虫体内可含有许多淀粉颗粒。

(2)注意事项:如果天气寒冷,取得的标本要立即检查或保温处理,否则原虫的活动力减弱。检材应挑取有脓血部分,可提高检出率。

2. 碘液染色法检查粪便中溶组织内阿米巴包囊(操作和示教)

(1)检查方法:挑取少许粪便制成涂片,加上盖玻片,在盖玻片旁边滴一滴碘液(碘液不宜过多),使碘液慢慢渗到粪液中(或直接用碘液制涂片),置高倍镜下观察。染色后包囊呈棕黄色,圆球形,囊壁不着色,发亮。核呈小圆圈状,糖原泡着色较深,边界不明显。拟染色体呈亮棒状。

(2)注意事项:注意与结肠内阿米巴包囊及其他肠内非致病阿米巴鉴别。在观察阿米巴包囊,尤其是计数细胞核数目,应正确使用显微镜微调。

（三）作业

1. 绘溶组织内阿米巴滋养体和包囊形态图。

2. 绘结肠内阿米巴包囊形态图。

【病例】

病 例 一

女性,56岁,农民,1987年8月24日因腹痛、腹泻、便血3年未愈就诊。大便每日4～5次,中度贫血。粪检:可见大量红细胞、白细胞及溶组织阿米巴滋养体,粪便培养未分离出肠道致病菌。经口服灭滴灵治疗,每日1.6g,7天为一疗程,服药3天后便血减少,1周后粪便正常,15天粪检未发现阿米巴滋养体及包囊,1年后随访,患者康复,未复发。

问题:

肠阿米巴病是如何感染的? 有何临床症状?

病 例 二

男性,28岁。因发热、咳嗽伴右肋下阵痛1周,伴食欲不振、乏力就医。按上呼吸道感染治疗症状未见明显减轻。双肺无啰音,巩膜无黄染,右肋下压痛明显,消瘦,精神差,贫血面容。大便常规:黄色软便成形,带黄豆大小的白色黏液少许。镜检检出溶组织阿米巴包囊。B超和CT提示右肝脓肿,诊断为阿米巴肝脓肿。抗阿米巴治疗1周,患者症状明显减轻。精神明显好转,继续抗阿米巴治疗至痊愈。

问题:

1. 肠外阿米巴病是如何引起的? 常见的发病部位有哪些?

2. 如何诊断肠外阿米巴病?

【复习思考题】

1. 痢疾阿米巴病是怎样传播的?

2. 如何作肠阿米巴病和肠外阿米巴病(肝)的病原学诊断?

3. 溶组织内阿米巴在感染者肠壁上引起的溃疡有何特点?

【参考资料】

阿米巴培养方法:取液体培养基一管,加入灭活血清0.5ml和少许消毒米粉以及6滴青霉素液,在无菌操作条件下,用吸管吸取0.1ml含有滋养体的培养液,转种入培养基内,置37℃温箱内培养48～72小时。

实验二 蓝氏贾第鞭毛虫

【实验目的和要求】

1. 掌握蓝氏贾第鞭毛虫(*Giardia lamblia*)滋养体和包囊的形态特征。

2. 掌握蓝氏贾第鞭毛虫生活史特点和传播方式。

3. 掌握蓝氏贾第鞭毛虫病的病原学诊断方法。

【实验内容】

（一）标本观察

1. 滋养体铁苏木素染色标本(操作和示教) 油镜下观察。滋养体[图2-6、附图4(4)]正面观似半个纵切的倒置梨形,侧面观呈瓢状。两侧对称,背面隆起,腹面前半部向内凹陷形成左右两叶吸盘,每叶吸盘的背侧备有一个圆形的泡状细胞核。一对轴柱纵贯虫体,中部有 2 个半月状中体。鞭毛 4 对,按伸出虫体的部位分前侧鞭毛、后侧鞭毛、腹鞭毛和尾鞭毛各一对。

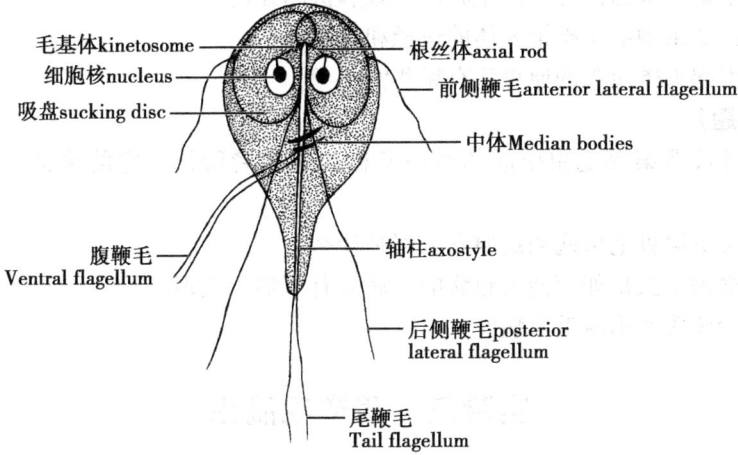

毛基体 kinetosome
细胞核 nucleus
吸盘 sucking disc
根丝体 axial rod
前侧鞭毛 anterior lateral flagellum
中体 Median bodies
腹鞭毛 Ventral flagellum
轴柱 axostyle
后侧鞭毛 posterior lateral flagellum
尾鞭毛 Tail flagellum

图 2-6　蓝氏贾第鞭毛虫滋养体
Fig. 2-6　Trophozoite of *Giardia lamblia*

2. 包囊铁苏木素染色标本(操作和示教)　包囊[图 2-7、附图 4(5)]呈卵圆形,囊壁很厚,不着色。2~4 个核,成熟包囊 4 个核,核仁清晰,并可见到鞭毛、轴柱及丝状物。油镜下观察,观察细胞核数目时注意调节显微镜微调。

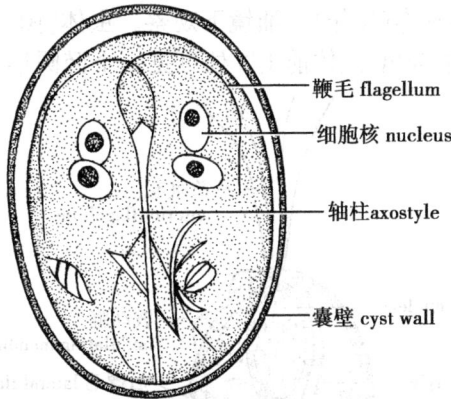

鞭毛 flagellum
细胞核 nucleus
轴柱 axostyle
囊壁 cyst wall

图 2-7　蓝氏贾第鞭毛虫包囊
Fig. 2-7　Cyst of *Giardia lamblia*

3. 蓝氏贾第鞭毛虫吸附在肠黏膜表面的扫描电镜图(示教)　蓝氏贾第鞭毛虫滋养体群覆盖在小肠黏膜。

(二) 作业

绘蓝氏贾第鞭毛虫滋养体、包囊形态图。

【病例】

女性,53 岁,农民,消瘦体质,腹泻、便血 2 年余,每天 4~5 次,近几天来病情加重就诊。查体:无痔疮。结肠镜检发现结肠部有一溃疡。怀疑溶组织阿米巴感染。粪检:鲜红血便

RBC＋＋＋,未查见阿米巴滋养体或包囊,有许多活泼翻滚的蓝氏贾第鞭毛虫滋养体及包囊。灭滴灵静滴和口服,对症抗感染治疗痊愈。

问题:

1. 蓝氏贾第鞭毛虫为何可致宿主腹泻? 致病机制如何?

2. 简述蓝氏贾第鞭毛虫感染人体的途径和方式。

3. 常见的引起人体腹泻的原虫病有哪些?

【复习思考题】

1. 为什么蓝氏贾第鞭毛虫引起的腹泻又称为旅游者腹泻? 它的感染途径和方式是怎样的?

2. 诊断蓝氏贾第鞭毛虫病的病原学依据是什么?

3. 蓝氏贾第鞭毛虫是如何使人致病的? 病人有何临床表现?

4. 如何防治蓝氏贾第鞭毛虫病?

实验三   阴道毛滴虫

【实验目的和要求】

1. 掌握阴道毛滴虫(*Trichomonas vaginalis*)的形态特征。

2. 掌握阴道毛滴虫生活史特点和传播方式。

3. 掌握阴道毛滴虫病的病原学检查方法。

【实验内容】

(一) 标本观察

阴道毛滴虫滋养体染色标本(操作) 油镜下观察。虫体[图 2-8、附图 4(7)]呈梨形或椭圆形,轴柱贯穿虫体并从末端伸出,虫体前 1/3 处可见一个椭圆形胞核,从虫体前缘发出 4 根

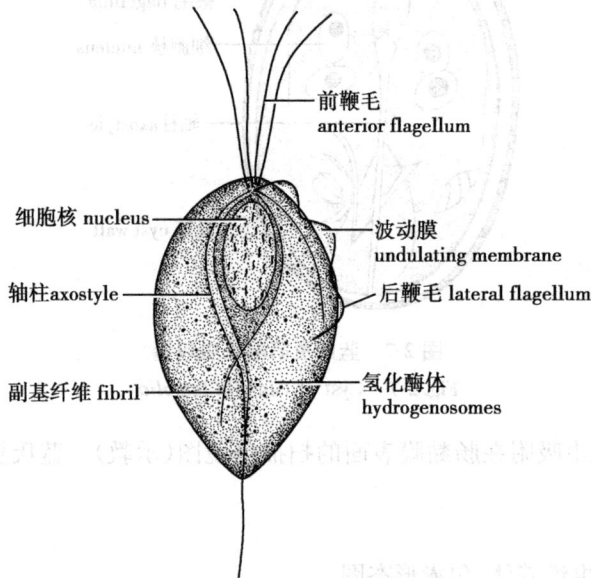

前鞭毛
anterior flagellum

细胞核 nucleus

波动膜
undulating membrane

轴柱axostyle

后鞭毛 lateral flagellum

副基纤维 fibril

氢化酶体
hydrogenosomes

图 2-8 阴道毛滴虫滋养体

Fig. 2-8 **Trophozoite of *Trichomonas vaginalis***

前鞭毛和 1 根后鞭毛，后鞭毛向虫体后方伸展。体外侧前 1/2 处有一波动膜，其外缘与向后延伸的后鞭毛相连。胞质内可见深染、颗粒状的氢化酶体。

（二）实验操作

直接涂片法检查阴道毛滴虫（操作与示教）。

1. 检查方法　用消毒棉签在患者阴道后穹窿及阴道壁上取分泌物（或取用分泌物人工培养的虫体）涂在滴加一滴生理盐水的载玻片上，加盖玻片，镜检，可见活滋养体。活滋养体呈无色透明状，有折光性，体态多变，活动力强。必要时可染色镜检。

2. 注意事项

（1）注意掌握活滋养体的形态特征。

（2）检查的材料也可是男性的尿液沉淀物或前列腺分泌物。

（3）阴道分泌物或尿液等检查材料必须立即检查，切勿冷冻保存，虫体在冻结的情况下会立即死亡，影响检出率。

（三）作业

绘阴道毛滴虫滋养体图。

【病例】

男性，已婚。阴茎头瘙痒，尿频、尿痛、尿急。实验室检查：尿液外观为乳白色，浑浊。尿常规检查：尿液离心，镜检发现阴道毛滴虫。

问题：

1. 阴道毛滴虫感染可引起哪些临床症状？

2. 简述阴道毛滴虫的寄生部位。

3. 该患者的妻子是否要到医院进行阴道毛滴虫感染的检查及治疗？

【复习思考题】

1. 试述阴道毛滴虫对人体的感染途径和方式？

2. 试述阴道毛滴虫病的致病机理。

3. 为什么治疗阴道毛滴虫病需要夫妻或性伴侣双方一起治疗方可根治？

4. 试述如何防治阴道毛滴虫病。

5. 阴道毛滴虫病的传染源有哪些？

【参考资料】

阴道毛滴虫的培养

常用肝胰糖培养基的配方。

1. 培养基的配制　15% 肝浸液 100ml，蛋白胨 2g，葡萄糖 0.5g。将以上成分混合，加热使溶解，经滤纸过滤，调节 pH 至 5.5～6.0。每管分装 5ml，20 分钟高压灭菌，冷却后，置 37℃ 恒温箱中 24 小时，证明无菌后，贮存于冰箱备用。接种前每管加灭活无菌马血清 1ml，即可用。

15% 肝浸液的制备：取牛或兔肝 15g，洗净，剪碎如小米粒大小，浸入 100ml 蒸馏水中，置 4℃ 过夜，次日煮沸半小时，用四层纱布过滤除去渣滓，补充蒸馏水至 100ml，即成 15% 肝浸液。

2. 培养方法

（1）以无菌棉拭从阴道后穹隆处取分泌物，无菌接种入上述的培养基中。

（2）初次接种和第 1、2 次转种时，应加青霉素 5 万～10 万 U/2ml 培养基。

（3）37℃ 培养 48 小时后镜检滋养体。

(4)pH 在 5.4~6.8。

实验四　杜氏利什曼原虫

【实验目的和要求】

1. 掌握杜氏利什曼原虫(*Leishmania donovani*)无鞭毛体的形态特征。
2. 掌握杜氏利什曼原虫生活史特点和传播方式。
3. 熟悉内脏利什曼病的病原学诊断方法。
4. 了解杜氏利什曼原虫致病作用和感染后人体免疫应答特点。

【实验内容】

(一)标本观察

1. 无鞭毛体(amastigote)染色标本(操作和示教)　在油镜下观察骨髓涂片姬氏染色标本。可见在巨噬细胞内或细胞外有许多分散或成堆集在一起的虫体[图 2-9、附图(4-6)],选择细胞外的散在虫体仔细观察。虫体细小,椭圆形,大小为(2.9~5.7)μm×(1.8~4.0)μm,胞质呈淡蓝色或淡红色。胞核一个,团块状,呈红色或紫色,大而明显。动基体(kinetoplast)位于核旁,呈小杆状,着色较深。基体(basal body)和根丝体(rhizoplast)不易见到。观察时应注意与播散型组织胞浆菌鉴别。

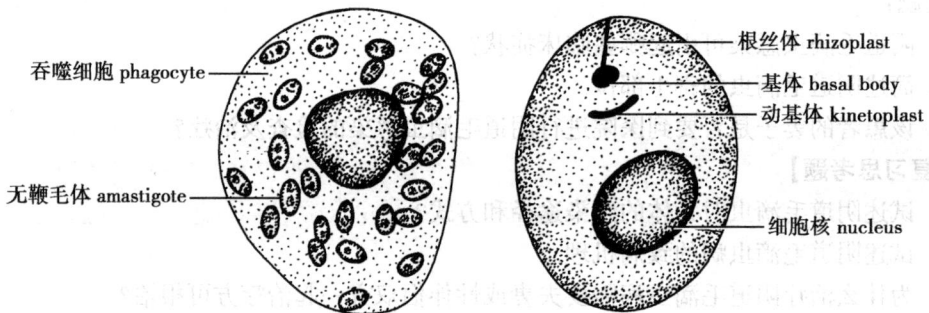

图 2-9　杜氏利什曼原虫无鞭毛体

Fig. 2-9　Amastigotes of *Leishmania donovani*

2. 前鞭毛体(promastigote)染色标本(示教)　前鞭毛体寄生于白蛉消化道内。虫体(图 2-10)窄而细长,前端稍宽,后部窄细,成熟虫体呈梭形,虫体大小为(14.3~20)μm×(1.5~1.8)μm,前端有一游离鞭毛,体核靠近中部,基体在动基体之前,并由此处发出一根鞭毛。

3. 活前鞭毛体的观察(示教)　从培养基内吸一滴培养液置载玻片上,加盖玻片后,用高倍显微镜观察,可见虫体活泼运动,鞭毛快速挥动,在培养基内常以虫体前端聚集成团,排列成菊花状。

4. 媒介-白蛉(sandfly)(示教)　白蛉成虫个体较蚊体小,棕黄色,全身披毛。头部有大眼一对,胸部向背面隆起,似驼背,翅窄长而尖,静止时翅向两背侧展开。

(二)作业

1. 绘无鞭毛体形态图。
2. 简述在油镜下如何辨认杜氏利什曼原虫无鞭毛体?

【病例】

男,24 岁,因反复高热,寒战半年就医。体检:浅表淋巴结未触及,皮肤及黏膜未见黄染及出血点,心肺正常,腹部膨隆,肝肋缘下 2cm,剑突下 3.5cm 质软,脾肋下 6cm,贫血貌,面色黑,消瘦。实验室检查:RBC 2.4×10¹²/L,Hb 5.7g/L,WBC 2.1×10⁹/L,BPC 32×10⁹/L。骨髓检查:有核细胞增生明显活跃,骨髓涂片经瑞氏液染色后油镜镜检,5 张骨髓片可见散在的利-杜小体,同时出现 36 个吞噬有核红细胞的组织细胞。诊断为利什曼原虫相关性噬血细胞综合征。抗利什曼原虫治疗而愈。

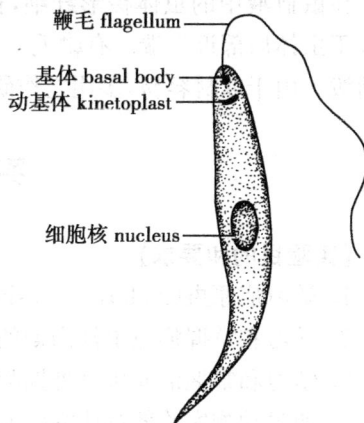

图 2-10　杜氏利什曼原虫前鞭毛体
Fig. 2-10　Promastigotes of ***Leishmania donovani***

问题:

1. 如何用病原学方法诊断疑为内脏利什曼病的患者?

2. 患者是怎样感染上利什曼病的?

3. 结合病例,分析利什曼病的临床表现。

【复习思考题】

1. 如何进行杜氏利什曼原虫的病原学检查?

2. 试述利什曼病(黑热病)的致病特点?

3. 如何防治黑热病?

【参考资料】

(一)实验技术

1. 利什曼原虫培养　检材取自病人或实验动物的骨髓、淋巴结、肝、脾(固体组织要磨碎成匀浆)。用 0.2ml 洛克氏液混合后接种到 NNN 培养基,置 22～25℃温箱培养 10～12 天。阳性结果可见到运动活泼的前鞭毛体,多个虫体常聚集在一起呈菊花状。

2. 病原学检查方法

(1)骨髓穿刺法:最为常用的方法。患者侧卧,显露髂骨部位,常规消毒铺巾,局部麻醉,依据年龄选择 17～20 号带有针芯的消毒穿刺针,在髂骨前上棘后约 1cm 处进针,触及骨面后,慢慢钻入骨内约 0.5～1.0cm,拔出针芯,接上 2ml 注射器,抽取骨髓液少许作涂片或培养。

(2)淋巴结穿刺法:该法诊断利什曼原虫的检出率不及骨髓液检查高,但简便易行,常用部位为腹股沟淋巴结。患者平卧,显露腹股沟部,常规消毒铺巾,局麻后,用拇指和食指压紧肿大的淋巴结,取 6 号消毒针刺入淋巴结内,稍待片刻拔出针头,取抽出液作涂片或培养检查。

(二)路氏锥虫(*Trypanosoma lewisi*)

路氏锥虫寄生在鼠类血液内,中间宿主为欧洲鼠蚤(*Ceratephyllus fasciatus*)。跳蚤叮咬宿主时,路氏锥虫随宿主血液进入跳蚤的胃。在半小时内该蚤叮咬另一个宿主时,锥虫仍可感染新的宿主,但半小时后,它的感染性暂时消失了。锥虫侵入蚤的胃细胞,在胃细胞内分裂繁殖,达一定数量后可由胃细胞破裂而出,然后侵入新的胃细胞,或通过肠腔而到达直肠,并以鞭毛附在直肠壁上,逐渐变为短膜虫期,然后开始分裂繁殖,形状发育为肥矮的后循环锥虫,后循环锥虫随蚤粪便排出体外。在蚤内的发育约需要 5 天左右。鼠由于舔食黏附在鼠毛上的跳蚤粪便而获得感染。

在鼠血液中的虫体梭形纤细,长约 25μm。有细胞核和动基体各一个,细胞核居中,动基体位于虫体后部近末端。有鞭毛一条,附着于波动膜外缘,由前端伸出体外,在血液中鞭毛甚为活泼。由于取材容易,多用之作研究对象。该虫分布广泛,我国各地均有报告。

实验五　疟　原　虫

【实验目的和要求】

1. 学习疟原虫(malaria parasites)生活史,掌握疟原虫的致病机制。
2. 学习和掌握疟原虫红内期的形态特征,间日疟原虫和恶性疟原虫红内期的鉴别要点。
3. 学习和掌握疟原虫红外期裂殖体的形态特征。
4. 通过动物实验熟悉研究疟原虫的基本方法,掌握疟原虫病原学诊断方法。
5. 初步了解疟原虫的媒介——按蚊,了解疟原虫在按蚊体内的各发育阶段。
6. 了解疟疾的防治要点。

【实验内容】

(一) 标本观察

1. 红细胞内期(erythrocytic stage)疟原虫(表 2-1,附图 5,附图 6)

(1)间日疟原虫(*Plasmodium vivax*)(操作和示教):将标本置于显微镜的油镜下观察。在间日疟原虫的薄血片中,可观察到环状体、滋养体、裂殖体和配子体。

1)环状体(ring form):即早期滋养体。细胞质纤细环状,直径约占红细胞的 1/3。染色后胞质呈蓝色,有一深红色的核,中间为空泡,形似红宝石戒指。一般一个红细胞内常见一个虫体。

2)滋养体(trophozoite):即晚期滋养体。细胞核 1 个,细胞质形态不规则。核略增大,细胞质形态视发育时间和活动情况而多变,可见伪足,胞质内有黄棕色烟丝状疟色素,被寄生的红细胞略胀大,染色变淡,并出现淡红色的薛氏点。

3)裂殖体(schizont):核分裂开始即称裂殖体。早期裂殖体只见核分裂而无胞质分裂。核经过多次分裂,细胞质开始分裂,每个核被一部分细胞质包裹,称为裂殖子(merozoite)。成熟的间日疟原虫裂殖体含 12~24 个椭圆形裂殖子,排列不规则,疟色素集中在中央。虫体占满胀大的红细胞。

4)配子体(gametocyte):间日疟原虫配子体包括雄配子体和雌配子体。①雄配子体(male gametocyte):圆形,略大于正常红细胞,胞质色蓝略带红,核疏松,淡红色,位于中央,疟色素分散。②雌配子体(female gametocyte):圆形,占满胀大的红细胞,胞质蓝色,核结实,较小,深红色,偏于一侧,疟色素分散。光学显微镜下观察不易区分雌雄配子体。

(2)恶性疟原虫(*Plasmodium falciparum*)(操作和示教):油镜下观察标本。在恶性疟原虫的薄血片中,滋养体和裂殖体一般不出现在外周血液,主要集中在内脏毛细血管,一般仅观察到环状体和配子体。

1)环状体:虫体小,直径约为红细胞的 1/5,常见多个虫体寄生在一个红细胞内,且虫体常寄生在红细胞的边缘,一个虫体有 2 个核较为常见,被寄生的红细胞大小正常或略小(需与间日疟原虫比较)。

2)配子体:恶性疟原虫配子体包括雄配子体和雌配子体。①雄配子体:腊肠形,两端钝圆,胞质色蓝略带红,核位于中央,疏松、淡红色,疟色素黄棕色,小杆状,在核周围较多。②雌配子体:新月状,两端较尖,胞质蓝色,核位于中央,结实,较小,深红色,疟色素深褐色,多在核周围。光学显微镜下观察不易区分雌雄配子体。

表 2-1　三种疟原虫的形态学比较

	恶性疟原虫	间日疟原虫	三日疟原虫
外周血涂片可见形态	环状体和配子体	环状体,滋养体,裂殖体和配子体	环状体,滋养体,裂殖体和配子体
环状体(早期滋养体)	细胞核一个,红色。细胞质呈淡蓝色,环状;体小,细胞质环纤细,直径约为红细胞的 1/5,单核或双核。常见多环状体/红细胞,虫体常位于红细胞边缘	细胞核一个,红色。细胞质环较大,直径约占红细胞的 1/3 至 1/5。一个红细胞内一般感染 1 个疟原虫	致密似间日疟原虫单个核,少见 2 个环状体/红细胞
大滋养体(晚期滋养体)	一般不出现在外周血液,主要集中在内脏毛细血管。虫体致密,中等大小,圆形。罕见伪足,空泡不明显,疟色素呈黑褐色,粗颗粒状,集中	细胞核 1 个,大;胞质增多,形状不规则,伪足和空泡明显,疟色素呈棕黄色,点状或线状,分散在细胞质内	细胞质致密,较间日疟小,圆形或带状,无伪足空泡不明显,无活动力。核 1 个,疟色素呈深褐色,粗大颗粒状,分布在虫体边缘
早期裂殖体	外周血不易见到,小而致密,核开始分裂,疟色素集中	细胞核开始分裂,细胞质也开始分裂,疟色素粗大,开始集中	体小而致密,核 2 个以上,疟色素粗大,深褐色
成熟裂殖体	外周血不易见到,8～36 个,通常 12～28 个,排列不规则,疟色素集中	虫体占满整个胀大的红细胞,裂殖子数目 12～24 个,通常 14～22 个,排列不规则,疟色素集中	虫体占满整个胀大的红细胞,裂殖子 6～12 个,通常 8 个,排成一环,裂殖子较间日疟大。疟色素集中
雌配子体	新月形,两端较尖,胞质蓝色,核致密,深红色,位于中央疟色素在核周,黑褐色	圆形或卵圆形,体大,胞质蓝色,核小,致密,深红色,偏向一侧。疟色素粗糙,分散	似间日疟,但体小,胞质深蓝色核小,致密,深红色,偏于一侧疟色素多而分散
雄配子体	腊肠形,两端钝圆。胞质蓝而略带红色,核疏松,较大,淡红色,位于中央。疟色素在核周,黑褐色	圆形,胞质蓝而略带红色,核大,淡红色,居中,染色质致密,疟色素颗粒丰富,分散	似间日疟,但体小,量少,胞质浅蓝色,核较大,疏松,淡红色,疟色素分散
被感染红细胞变化	大小正常或略小,圆形,常见茂氏小点,疟色素呈黑、深褐色	通常在滋养体期开始胀大,色浅,稍变形,圆形或卵圆形,常见薛氏小点,疟色素细小、黄棕色	大小正常或略小,圆形。可见齐氏小点,疟色素黑棕色,粗糙颗粒

(3)三日疟原虫(*Plasmodium malariae*)(示教)

1)环状体:环较粗大,约为红细胞直径的 1/3。

2)滋养体:胞质横贯红细胞呈带状或卵圆形,胞质内少有空泡,几乎看不见伪足,胞质分布不均匀,疟色素出现较早,深褐色,呈颗粒状,且沿虫体边缘分布。被寄生的红细胞大小无改变。

3)裂殖体:成熟裂殖体含有 6～12 个裂殖子,排列规则,呈花瓣状,疟色素集中在中央。颗粒粗大,呈深棕色。被寄生的红细胞大小无改变。

4)配子体:与间日疟原虫配子体相似。但虫体的外形较规则,多呈圆形。疟色素多而粗大。被寄生的红细胞大小无改变。

2. 红细胞外期疟原虫(示教)　肝细胞内的红外期裂殖体,内含数以万计的许多裂殖子。

3. 在蚊体内发育的疟原虫(示教)

(1)卵囊(oocyst):寄生于蚊胃(中肠)基底膜上。卵囊外形呈圆球形或椭圆形,内含有数以万计的子孢子。

(2)子孢子(sporozoites):梭形,两端尖细,大小约为 1μm×11μm,姬氏染色核红色,胞质天蓝色。

4. 疟疾的传播媒介——按蚊(示教)　中华按蚊(*Anopheles sinensis*)、微小按蚊(*An. Minimus*)、大劣按蚊(*An. Dirus*)。

5. 裂殖子扫描电镜图(示教)　红细胞内期裂殖子呈卵圆形,有表膜复合膜(pellicular complex)包绕。表膜由一质膜和两层紧贴的内膜组成。在裂殖子侧面表膜有一胞口(cytostome),红细胞内期各期原虫通过胞口摄取宿主细胞质。

裂殖子顶端是一截头的圆锥形突起称为顶突(apical prominence),有三个极环。在此区可见两个电子致密的棒状体(rhoptry)和数个微线体(micronemes)。棒状体和微线体可能在裂殖子侵入宿主细胞时起作用。裂殖子后部可见一线粒体。内质网很少,但胞浆内有丰富的核糖体。高尔基氏复合体不明显。裂殖子的核大而圆,位于虫体后半部,沿核膜可见核孔,未见有核仁。

(二)动物实验

1. 鼠疟原虫(伯氏疟原虫,*Plasmodium berghei*)接种实验(小组操作)　取已感染鼠疟原虫的小白鼠一只,从尾巴取血 0.2ml,用生理盐水稀释到 1ml,摇匀。用结核菌素注射器吸取 0.1ml 稀释的含原虫血液,在无菌操作的条件下,给健康小白鼠作腹腔内注射。感染后,作标记并置饲养笼内喂养,留待下周实验使用。

2. 血涂片制作及染色实验(操作)

(1)在同一张玻片上制作厚血膜和薄血膜(图 2-11)

1)采血:血液取自人工感染伯氏疟原虫的小鼠(上周各小组感染的阳性小鼠)。剪去其尾尖,挤出 2 小滴血,分两处置于载玻片同一端,相隔约 1cm。

2)以左拇指和食指握持玻片的两端,右手持推片(边缘要光滑),将推片的短边接触内侧的一滴血,并使推片与载片成 30°~45°角,待血液沿推片下缘散开后,自右向左匀速地快捷向前推进,即成薄血膜。理想的薄血膜应是血量和宽度适中,平滑不起波浪,末端成扫帚状。

3)再以推片一个角将外侧的一滴血均匀涂成直径约 0.8~1cm 大小的血膜,此为厚血膜。

4)厚血膜晾干后进行溶血处理:用滴管滴 1~2 滴水于厚血膜上,待血膜呈灰白色时,将水倒去(注意切勿把水溅到薄血膜上),晾干。

(2)固定:用甲醇进行固定。滴一滴甲醇液于血膜上,推开覆盖所有薄血膜和厚血膜(已做溶血处理)。晾干,待染色。

(3)染色:用姬氏染色法。

1)原理:染液为含有亚甲蓝(带阳电荷)和曙红(带阴电荷)的中性染料,与细胞蛋白质阳电基、阴电基相遇时,两物质中的阳电荷、阴电荷分别互相吸引而结合,形成碱性和酸性的染色。

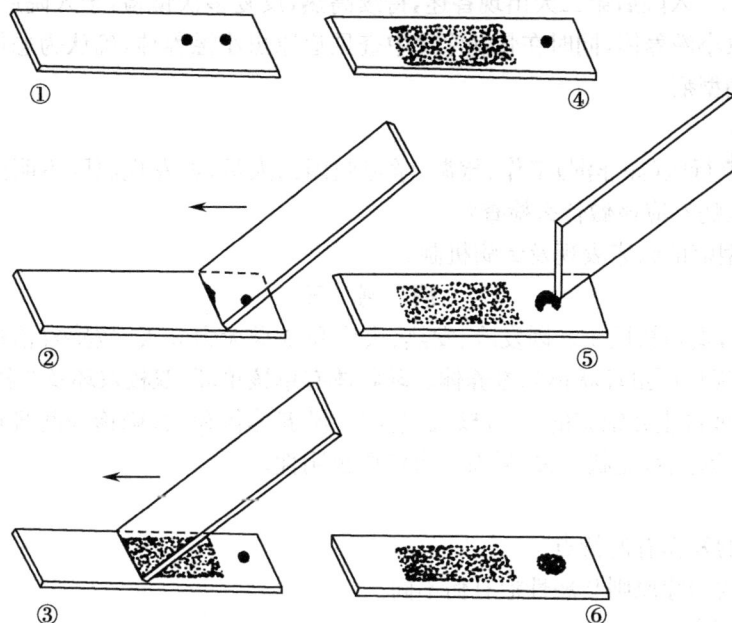

图 2-11　薄厚血膜的制作步骤

Fig. 2-11　Preparation of both thin and thick blood films

碱性呈蓝色,酸性呈红色。

2)方法:滴加 20％姬氏染液(用中性水配制)于已固定后晾干的薄血膜和厚血膜上,使全部血膜均被覆盖,染色 30～60 分钟,用自来水缓慢地冲洗、晾干。

3)结果观察:油镜下检查已染色后已晾干的血涂片,薄血膜中可见伯氏疟原虫红内期虫体。厚血膜中红内期疟原虫虫体较集中,由于厚血膜经过溶血处理,红细胞已破裂,疟原虫变形,镜下可观察到大量红内期虫体及血细胞碎片。注意区分疟原虫与红细胞碎片等杂质。

(三) 作业

1. 绘制间日疟原虫红内期虫体和恶性疟原虫环状体、配子体期形态图。

2. 写出鼠疟原虫感染与血涂片检查实验报告。

【病例】

病 例 一

女性,47 岁,因外伤于 1997 年 4 月 5 日入院手术。术前血常规,血红蛋白(Hb)10.3g/L,红细胞 3.53×10^{12}/L,白细胞 21.6×10^9/L。术中输血 400ml,术后第 9 天起不规则发热,实验室检查血红蛋白 8.6g/L,红细胞 2.7×10^{12}/L,白细胞 15.2×10^9/L,晚幼红细胞 30/100 个白细胞。成熟红细胞易见破碎红细胞,红细胞内查见疟原虫小滋养体,确诊为恶性疟。经三联抗疟治疗后痊愈。

问题:

1. 该患者有可能经什么方式感染恶性疟原虫?

2. 本病的诊断依据是什么?

病 例 二

男性,30 岁,因头痛高热三天入院治疗,刚援非回国。血常规检查:血红蛋白 15g/L,红细

胞 $4.54×10^{12}/L$。入院后第二天出现昏迷,持续高热,反复多次镜检,于入院后第 4 天在红细胞内查见疟原虫小滋养体,同时在骨髓涂片中查见疟原虫小滋养体,确认为恶性疟原虫,会诊后确诊为恶性脑型疟。

问题:

1. 从疟疾流行区(如非洲)工作、旅游、学习归国的人员,如发现原因不明的高热,应考虑其可能患了什么病? 应该做什么检查?

2. 试述脑型疟的临床表现及致病机制。

病 例 三

男性,35 岁,贵州籍民工。因发冷、发热、头痛和全身无力 3 天,按感冒治疗未见好转,疑诊疟疾,镜检发现疟原虫环状体和滋养体。环状体有单核单环,双核双环及 3 核 3 环。环状体较大,约占整个被寄生红细胞的 1/3,核大,色红。滋养体体积大,确诊为间日疟感染。经"氯伯"四天双疗程治疗后,症状消失,采血复查疟原虫阴性。

问题:

1. 间日疟的发作有何特点?

2. 间日疟的治疗原则与恶性疟有何不同?

【复习思考题】

1. 何为疟疾的临床发作、再燃和复发?

2. 试述疟疾贫血的机制。

3. 简述如何诊断疟疾?

4. 试述疟疾的流行特征。

【参考资料】

(一)实验技术或方法

1. 间接荧光抗体试验

(1)抗体:兔抗人 IgG 荧光抗体。使用时用 pH 8.0 的 0.01M PBS 稀释至工作浓度(约 1∶8 或 1∶16)。

(2)抗原标本:新发作的同种疟原虫病人的血涂片,晾干后置 0.1NHC1 液中脱血 5 分钟。流水冲洗后置上述 PBS 内浸泡 5 分钟,取出风干。

(3)被检血清:用上述 PBS 将被检血清稀释为 1∶20。

(4)染色

1)吸取被检血清一滴,滴于已脱血的干燥抗原血膜上,铺开,置保湿盒内,于 37℃温箱中孵育 30 分钟。

2)用上述 PBS 冲洗 1 分钟后,重复两次,每次 5 分钟。取出并风干。

3)滴加兔抗人 IgG 荧光抗体(稀释为 1∶8 或 1∶16,含 1/万伊文思蓝)于已作抗原抗体反应的血膜上。置湿盒内,于 37℃温箱内孵育 30 分钟。

4)同第 2)步洗去多余的荧光抗体。

5)染好并干燥的血片标本,用 pH 8.5 或 8.0 的碳酸盐(或磷酸盐)缓冲甘油封片。也可在血标本上加一小滴 PBS(pH 8.0)覆以盖玻片后作荧光镜检查。

(5)结果判断标准:根据裂殖体和滋养体的荧光强度分级。

＋＋＋～＋＋＋＋:原虫胞浆荧光明亮,形态结构清楚。

＋＋:原虫胞浆荧光一般明亮,形态结构清楚。

＋：原虫胞浆清楚可见，形态结构不太清楚。

±：原虫胞浆不显荧光。

在血清稀释度为1：20时，＋以上的荧光强度为阳性反应。

2. 疟原虫在蚊体内的发育实验观察 本实验是观察鸡疟原虫在白纹伊蚊体内的发育过程。

(1)雌性白纹伊蚊一批置蚊笼内饥饿1天(仅用清水饲养)，次日用人工膜喂血法使蚊媒吸饱带有配子体的鸡血(取自保种鸡)。

(2)喂食后2小时把蚊媒吸出，分别置1、2、3号蚊笼内，在25～28℃和75％～90％相对湿度下，用10％葡萄糖水喂养。

(3)吸血后3～4小时，将1号蚊笼内的蚊媒吸出麻醉致死，解剖，将蚊胃移到干净处，撕破胃壁，挤出血液，把血液做成涂片、染色、镜检，可见雄配子体的出丝现象。

(4)吸血后的第4～5天，解剖2号蚊笼内的蚊媒，将胃移至干净玻片上，加一滴生理盐水，加上盖玻片，置镜下检查卵囊(先在低倍镜下用解剖针轻轻推动盖玻片，使胃壁翻转一周，检查到卵囊时再用高倍镜观察)。

(5)轻轻按住卵囊使之破裂，子孢子逸出，染色，油镜观察。

(6)吸血后约10天，解剖3号蚊笼的蚊媒，分离唾液腺，移至干净玻片上，用解剖针将之挑破，并轻轻挤压，在高倍镜下观察。子孢子呈镰刀状，两端尖细，有折光性，微弱运动。观察活体之后再用姬氏液染色。

3. 疟疾实验诊断方法

(1)镜检：血膜染色镜检或通过浓集血样中的原虫以及采用荧光染色的方法。传统的镜检方法普及性和稳定性较高，在目前仍为主要的诊断方法。

(2)免疫学方法：主要利用单克隆抗体技术，使疟疾的检测更趋简单、快速，如Dipstick及胶体金等方法。单克隆抗体-ELISA方法虽在大样本的检测中花费最少，但其稳定性较差；Dipstick(ParaSight-F)方法即以单克隆抗体检出HRP-Ⅱ作为恶性疟原虫诊断依据，检测单个病例速度快、稳定性也较好，可能是今后大规模疟疾防治工作或在疟疾防治力量薄弱地区应用的方向。

(3)分子生物学方法：通过制备特异性的探针与疟原虫的基因组DNA进行杂交即探针技术。通过基因扩增，检测疟原虫某特异片段的DNA序列，从而大大提高检测的敏感性和特异性，如PCR-ELISA等。PCR技术检测疟疾的敏感性和特异性都很高，能确诊疟病人，且操作较简便。也适用于疟原虫不同地理株的鉴别及抗药性的判定，是有广泛应用前景的检测手段。但由于对实验室要求较高，目前尚难普及。限制性片段长度多态性(RFLP)也已成为一种常用的基因诊断技术。

(4)快速免疫色谱测试盒(ICT)：随着疟疾发病率的降低及抗疟药的广泛使用，疟疾病人的原虫密度普遍较低，传统的血片镜检法费时、费力，且持续镜检疲劳易致诊断错误，已越来越不能适应当前疟疾防治工作的需要。发展快速简便、高效敏感、高特异性的诊断方法已成为疟疾研究的重要课题。恶性疟原虫能合成分泌富含组氨酸的蛋白(histidine-rich protein，HRP)，其中水溶性的HRP-Ⅱ存在于整个无性血液期及配子体早期。ICT P. falciparum/P. vivax疟疾快速诊断试剂盒，采用免疫色谱分析技术，利用抗体识别特异性的恶性疟和间日疟特异性相关抗原，对全血进行体外免疫诊断检测，8分钟显示结果。

OptiMAL 免疫诊断试剂盒：Basco 发现恶性疟原虫环状体期 LDH 活性的出现及活性的增高与此期 P. f LDH 基因的高水平表达相一致。Plamer 利用 McAb 捕捉抗原的原理，用针对疟原虫 LDH 的 McAb 作包被抗体，制成 OptiMAL 免疫诊断试剂盒，由于 LDH 由活虫体产生，因此还能鉴别虫体的死活，监测治疗效果及再燃情况。与 Dipstick 及 ICT 检测相比，OptiMAL 法更能准确鉴定出恶性疟原虫。

（二）伯氏疟原虫（*Plasmodium berghei*，Vincke and Lips，1948）

鼠疟原虫的发现丰富了疟原虫的生物学，在疟疾学的实验研究中占有重要的地位。目前得到公认的有伯氏疟原虫-约氏疟原虫复合体、文氏疟原虫及亚种、夏氏疟原虫及亚种（Killick-Kendrick 和 Peters，1978）。

伯氏疟原虫分布于非洲扎伊尔的加丹加山区森林中，自然宿主为丛林鼠（*Grommonys surdaster*），自然蚊媒为杜氏按蚊（*A. dureni millecampsi*）。无性裂殖周期短（约 24 小时），嗜网织细胞，孢子增殖较迅速（约 9 天），红细胞外期周期短（50 小时以内）。

红细胞内期：环状体偶见双核型。晚期滋养体结实，不呈阿米巴样。成熟裂殖体含裂殖子数随宿主而不同，在丛林鼠为 16～18 个，在小鼠 6～10 个，在大鼠和仓鼠为 16 个。雌配子体较大，约 8～9μm，核不在中央，核内有一深染的中心块；雄配子体稍小，核很大也具深染的中心块。疟色素细小，黑色或金黄色。如果在实验室里长期用红内期原虫转种，不易见到配子体。原虫密度增多时主要侵犯网织红细胞，受染细胞明显胀大，多虫寄生在同一细胞极为普遍。

红细胞外期：用子孢子接种实验鼠，其红细胞外期经 48～52 小时发育成熟。裂殖体大小随宿主而不同，在丛林鼠肝内的最大，含裂殖子 10 000～18 000 个；小鼠和仓鼠最小，含裂殖子 1500～3000 个；在大鼠者居中，含裂殖子 5000～8000 个。

实验六　机会性致病原虫

【实验目的和要求】

1. 熟悉机会性致病原虫（opportunistic protozoa）常见虫种及其形态特点。

2. 了解弓形虫、隐孢子虫的生活史特点及感染途径。

3. 了解弓形虫、隐孢子虫的寄生部位及其机会致病的特点。

4. 了解弓形虫感染的免疫学和病原学诊断方法。

【实验内容】

（一）标本观察

1. 隐孢子虫（*Cryptosporidium*）卵囊（oocyst）染色标本（示教）　检材取自腹泻患者的粪便。在油镜下可见卵囊[图 2-12、附图 4(3)]呈圆形或椭圆形，大小约 7.4μm×5.6μm，内有 4 个裸露的子孢子和一团残留体。

2. 刚地弓形虫（*Toxoplasma gondii*）

（1）速殖子和假包囊姬氏染色标本（示教）：检材取自急性感染小白鼠的腹腔渗出液。

1）速殖子（tachyzoite）：油镜下可见虫体（图 2-13）大小为(4～7)μm×(2～4)μm，香蕉形或半月形，一端较钝圆，一端较尖细，一侧扁平，一侧较弯。胞质染成蓝色，胞核染成红色。

2）假包囊（pseudocyst）：为细胞内含有多个速殖子的集合体，假包囊内含数个至 20 多个速殖子，宿主细胞核常被挤向一边[图 2-13、附图 4(8)]。

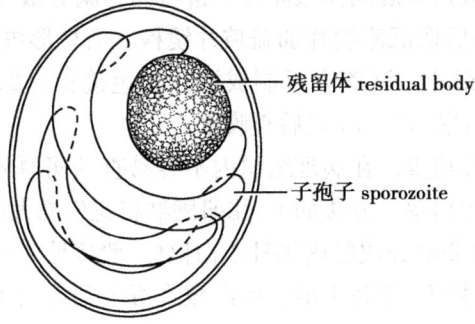

残留体 residual body

子孢子 sporozoite

图 2-12 隐孢子虫卵囊

Fig. 2-12 Oocyst of *Cryptosporidium*

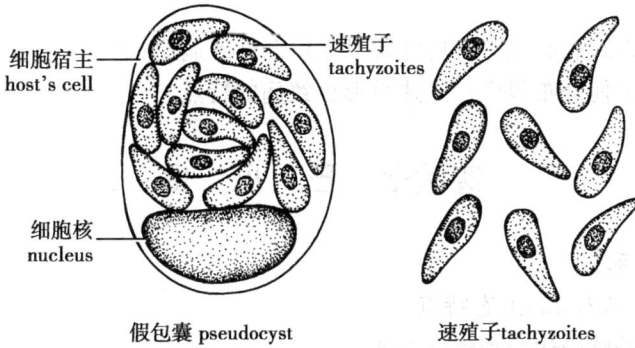

细胞宿主 host's cell

速殖子 tachyzoites

细胞核 nucleus

假包囊 pseudocyst

速殖子 tachyzoites

图 2-13 刚地弓形虫速殖子和假包囊

Fig. 2-13 Tachyzoite & pseudocyst of *Toxoplasma gondii*

(2)包囊染色标本(示教):检材取自慢性感染小白鼠的脑组织。油镜下可见包囊[图 2-14、附图 4(9)]呈圆形或卵圆形,大小差别很大(直径 5~100μm),囊壁不着色,内含数个或数千个缓殖子,缓殖子形态酷似速殖子,虫体较小,核稍偏后。

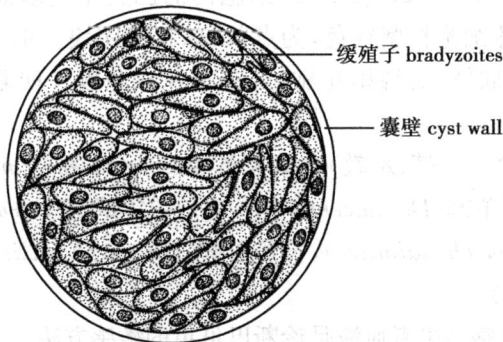

缓殖子 bradyzoites

囊壁 cyst wall

图 2-14 刚地弓形虫包囊

Fig. 2-14 Tissue cyst of *Toxoplasma gondii*

(二)动物实验(示教)

1. 弓形虫病原学检查及动物接种

（1）液体检材：检查血液按常规制作血涂片。检材如为脑脊液或病理渗出液（如腹水），离心（2500rpm/min）10 分钟后取沉渣滴片加盖玻片镜检。活弓形虫速殖子呈新月状，甚活跃，运动方式为滑行，旋转，翻跟斗。沉渣亦可制成涂片染色镜检。如查不到弓形虫，可取检材 0.5～1.0ml 接种动物（小白鼠），7～10 天后查腹水。

（2）固体检材：病理切片检查。在病理组织内不容易查到病原体，尤其慢性患者。动物接种分离病原体可大大提高检出率。方法如下：用研磨器将花生米大小的待检组织研磨成匀浆，加生理盐水 2ml 稀释，吸取 2ml 经腹腔内接种小白鼠（一般接种 3 只），7～10 天后如小白鼠发病，则见其食欲下降、呆滞、松毛、眼睛干涩。抽出腹水可查到速殖子。如阴性，用接种鼠的腹水转种 2～3 代。

（三）作业

写出机会性致病原虫致病的特点。

【复习思考题】

1. 什么叫机会性致病原虫？有哪些常见的机会性致病原虫？

2. 弓形虫感染为何分布很广？试述弓形虫致病的特点。

实验七　巴　贝　虫

【实验目的和要求】

1. 熟悉巴贝虫（Babesia）形态特点。

2. 了解巴贝虫的感染途径和感染方式

3. 了解巴贝虫病原学诊断方法。

【实验内容】

（一）标本观察（示教）

1. **红细胞期的巴贝虫**　将巴贝虫病人血涂片染色标本置于显微镜的油镜下观察。一个红细胞内寄生的虫体 1～4 个。红细胞内的巴贝虫大小有大型和小型 2 种。大型虫体长 2.5～5.0μm，小型虫体长 1.0～2.5μm。红细胞内的巴贝虫呈多态性，包括逗点状，环状，梨形、圆形、卵圆形。虫体细胞核紫红色，为点状，球状或团块。虫体单个或成对排列，呈双梨形，也可为四联体。双联体：尖端相互靠近，钝端互成角度。四联体：虫体分成 4 个排列成十字的小体。

2. **巴贝虫的传播媒介——蜱**（示教）　草原革蜱（*Dermacentor nuttalli*），森林革蜱（*Dermacentor silvarum*），银盾革蜱（*Dermacentor niveus*），中华革蜱（*Dermacentor sinicus*），镰形扇头蜱（*Rhipicephalus haemaphysaloides*），长角血蜱（*Haemaphysalis longicornis*）。

（二）动物实验（示教）

动物接种疑似巴贝虫感染患者血液是诊断巴贝虫的敏感方法。

1. **实验材料**　待检患者抗凝血。

2. **实验动物**　黄金地鼠（对田鼠巴贝虫敏感）或仓鼠（对邓肯巴贝虫敏感），小鼠（对邓肯巴贝虫敏感），长爪沙鼠（对分歧巴贝虫敏感）。

3. **实验步骤**　腹腔接种，2～4 周后尾部取血涂片，固定染色后，显微镜油镜下镜检（具体操作参考疟原虫动物实验）。

（三）作业

写出巴贝虫的感染方式。

【复习思考题】

1. 巴贝虫是如何感染人的？

2. 巴贝虫有哪些保虫宿主？如何预防巴贝虫感染？

（郑小英）

第三部分　吸　虫

实验八　华支睾吸虫

【实验目的和要求】

1. 以华支睾吸虫(*Clonorchis sinensis*)为代表,掌握吸虫(trematoda)基本形态和生活史的基本特点。

2. 掌握虫卵形态特征和病原学诊断方法。

3. 掌握感染途径、感染方式、寄生部位与致病作用。

4. 了解防治要点。

【实验内容】

(一) 标本观察

1. 成虫(Adult worm)

(1)成虫液浸标本(the preserved specimens)(示教):注意虫体大小、外观。虫体体形狭长,背腹扁平,前端稍窄,后端钝圆,状似葵花籽,雌雄同体。灰白色,半透明,体内器官隐约可见。

(2)成虫染色标本(the stained specimen)(操作):成虫(图 3-1)雌雄同体,大小一般为(10~25)mm×(3~5)mm。口吸盘略大于腹吸盘,前者位于体前端,后者位于虫体腹面前 1/5 处。消化道简单,口位于口吸盘的中央,咽呈球形,食道短,其后为肠支,肠支分两支,末端为盲端。雄性生殖器官有睾丸 1 对,前后排列于虫体后部 1/3 处,呈分支状。雌性生殖器官有卵巢 1 个,边缘分叶状,位于睾丸之前。卵黄腺呈滤泡状,分布在虫体的两侧。排泄囊位于体后部中央。

先用肉眼作一般观察,然后在解剖镜或低倍镜下观察下列器官的位置、排列方式和形态特征。

1)附着器官:口吸盘、腹吸盘,并比较两者的大小。

2)消化器官:肠支分两支,末端是盲端。

3)排泄器官:排泄囊和排泄孔。

4)生殖器官:雌雄同体。①雄性生殖器官:睾丸的数目、形态、位置、排列方式等。②雌性生殖器官:卵巢、受精囊、卵黄腺、梅氏腺、子宫(其内充满虫卵)等。

2. 中间宿主和幼虫(larva and intermediate hosts)(示教)

(1)第一中间宿主(the first intermediate hosts):纹沼螺、长角涵螺和赤豆螺(图 3-2)。

1)纹沼螺(*Parafossarulus striatulus*):贝壳中等大小,成体壳高 9mm 左右,宽 6mm 左右。壳质厚而坚固,外形呈宽卵圆形。有 5~6 个螺层,壳顶尖,但经常磨损,螺旋部呈宽圆锥形,体螺层略膨大。壳面层灰黄色、淡褐色、褐色或淡灰色,具有细的生长纹及螺旋纹。

2)长角涵螺(*Alocinma longicornis*):贝壳较小型,成体壳高 8.5mm 左右,壳宽 6mm 左右。壳质较薄,但坚固,透明,外形略呈球形。有 3.5~4 个螺层。壳顶钝圆,螺旋部短宽,体螺

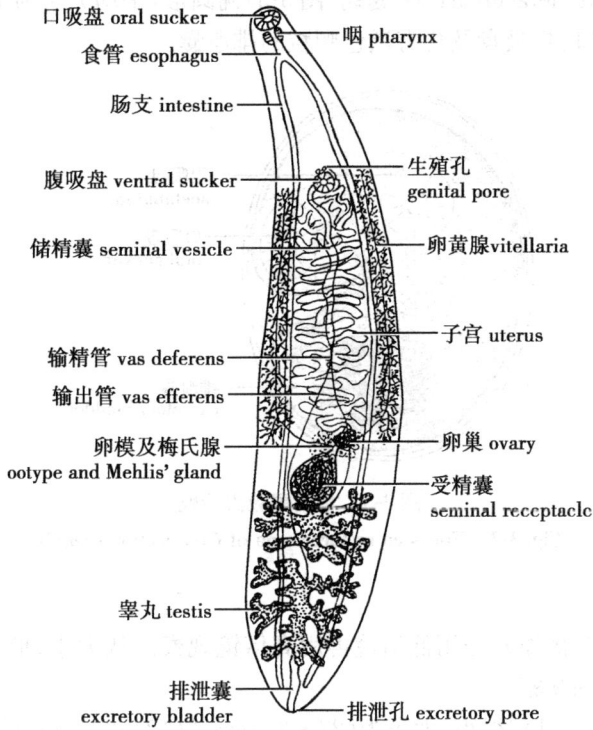

口吸盘 oral sucker
咽 pharynx
食管 esophagus
肠支 intestine
生殖孔 genital pore
腹吸盘 ventral sucker
储精囊 seminal vesicle
卵黄腺 vitellaria
子宫 uterus
输精管 vas deferens
输出管 vas efferens
卵模及梅氏腺 ootype and Mehlis' gland
卵巢 ovary
受精囊 seminal receptacle
睾丸 testis
排泄囊 excretory bladder
排泄孔 excretory pore

图 3-1 华支睾吸虫成虫

Fig. 3-1 Adult worm of *Clonorchis sinensis*

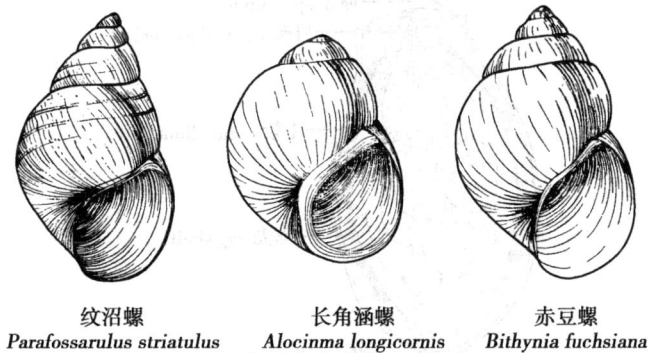

纹沼螺
Parafossarulus striatulus

长角涵螺
Alocinma longicornis

赤豆螺
Bithynia fuchsiana

图 3-2 纹沼螺、长角涵螺和赤豆螺

Fig. 3-2 *Parafossarulus striatulus*，*Alocinma longicornis* and *Bithynia fuchsiana*

层极膨大，几乎形成了全部贝壳。壳面层灰白色，光滑。

3）赤豆螺（*Bithynia fuchsiana*）：成体壳高约10mm，宽约7mm，壳质较薄，易碎，外形呈宽卵圆锥形，有5个螺层，皆外凸。螺旋部呈短圆锥形，略等于或大于全部壳高的1/2，体螺层膨大。壳面呈灰褐色、淡褐色，光滑，具有不明显的生长纹。

（2）第二中间宿主（the second intermediate hosts）：淡水鱼（鲤科鱼）、淡水虾。

（3）尾蚴（cercaria）染色标本：略似烟斗状，体部圆筒形，尾部弯曲，不分叉。体前端的背部有眼点一对。

(4)囊蚴(encysted metacercaria)：囊蚴(图 3-3)椭圆形，平均大小为 $138\mu m \times 115\mu m$，囊壁两层，内含幼虫，可见口、腹吸盘及含有黑色颗粒的排泄囊。

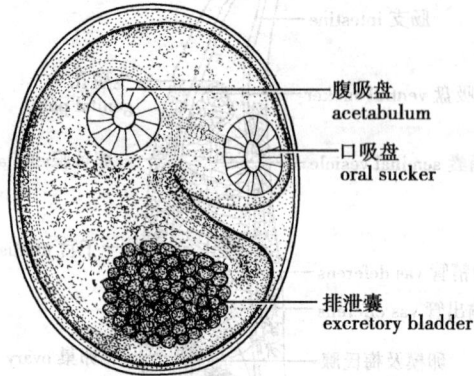

图 3-3 华支睾吸虫囊蚴

Fig. 3-3 Encysted metacercaria of *Clonorchis sinensis*

3. 虫卵(egg)

(1)虫卵固定标本(操作)：先用低倍镜再用高倍镜观察。从大小、形态、颜色、卵壳结构和内含物等 5 个方面详细观察。

虫卵[图 3-4、附图 3(1)]很小，大小为$(27\sim35)\mu m \times (12\sim20)\mu m$，平均 $29\mu m \times 17\mu m$。形似旧式灯泡或芝麻状，黄褐色，一端较窄且有突起的卵盖，卵盖和卵壳镶嵌处稍向外突起形成肩峰，另一端钝圆常有一小疣(小瘤)，卵内有一成熟的毛蚴。

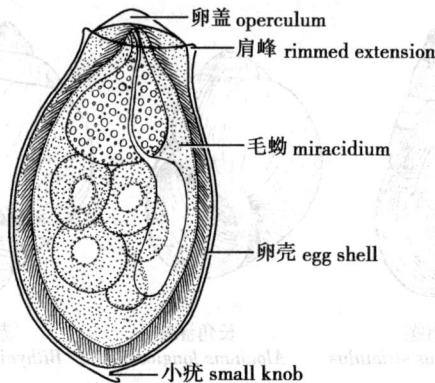

图 3-4 华支睾吸虫虫卵

Fig. 3-4 Egg of *Clonorchis sinensis*

(2)虫卵扫描电镜照片(示教)。

4. 病理标本

(1)成虫在肝胆管内的大体标本(示教)。

(2)成虫在肝胆管内的病理组织切片(示教)：胆管内可见华支睾吸虫成虫横切面，大量虫卵散布在子宫腔内，胆管上皮细胞增生(腺瘤样增生)，呈乳头状突向管腔，胆管周围纤维组织增生，压迫肝实质(图 3-5)。

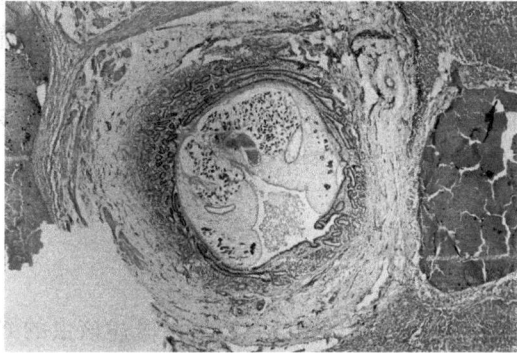

图 3-5 华支睾吸虫成虫在肝胆管内的病理组织切片

Fig. 3-5 Histological section of the liver, note adult worm of *Clonorchis sinensis* in bile duct

(二) 实验操作

1. 鱼肉压片检查囊蚴(操作) 取米粒大小的淡水鱼肌肉组织块,置两块玻片之间压片,置解剖镜或低倍镜下检查囊蚴。

2. ELISA 法检测华支睾吸虫感染(小组操作)

(1)实验原理:酶联免疫吸附试验(enzyme-linked immunoadsordent assay,ELISA)已广泛用于多种寄生虫感染的检测。它是用已知的寄生虫可溶性抗原包被在特制的聚苯乙烯反应板孔内,将待测血清加到反应孔内,如血清中含有相应的特异性抗体,即可形成抗原抗体复合物。此时,如在反应孔内加入酶标记的二抗(如羊抗人 IgG),再通过底物的显色反应即可判断实验结果。本实验采用基因工程重组的华支睾吸虫抗原包被微孔板,配以辣根过氧化物酶标记的抗人 IgG 及显色剂 TMB 等试剂,检测人血清中的华支睾吸虫抗体。

(2)检测程序:①加样:分别在相应孔中加入待测样品和阴、阳对照各 $10\mu l$,然后每孔加入 $100\mu l$ 样品稀释液。②温育:用封板膜封板后置 37℃ 15 分钟。③洗涤:用洗涤液冲洗 3 次,拍干。④加酶:每孔加入酶标记物 $100\mu l$。⑤温育:用封板膜封板后置 37℃ 15 分钟。⑥洗涤:用洗涤液冲洗 4 次,拍干。⑦显色:每孔加入底物 A、B 液各 $50\mu l$(垂直滴入 1 滴于孔内),轻轻振荡混匀,37℃ 避光显色 5～10 分钟,加终止液一滴。

(3)结果判断:在白色背景下观察黄色的深浅(如未加终止液则为蓝色的深浅)。

－:浅于阴性或与阴性对照一致。

＋:深于阴性对照,浅于阳性对照。

＋＋:与阳性对照相近。

＋＋＋～＋＋＋＋:明显深于阳性对照。

(4)注意事项:①试剂置 2～8℃ 保存,用前轻轻摇匀;②严格按检测程序操作,所有试剂应加入孔中(垂直加入),避免粘在孔壁上,加样后轻轻摇匀;③每一步反应完后都要抛尽,并注意抛尽的方向以防交叉反应;④冲洗时,水流不能过猛,每次抛干后,在吸水纸上轻轻拍干。

(三) 动物实验

感染实验动物和检查成虫(小班示教)。

1. 感染方法 将从鱼肉中分离出的形态不同的各种囊蚴分别置于不同的培养皿内,取实验动物豚鼠或家兔,用吸管吸取 50 或 200 个囊蚴分别经食道喂给豚鼠或家兔,标记实验动物,正常条件下饲养。

2. 解剖观察　40 天后麻醉实验动物致死,剖开腹腔,取出肝胆器官,沿胆总管至胆囊剪开,寻找成虫,然后检查肝内的小胆管,把组织剪成数块,向剪开处轻轻挤压,把成虫挤出。见有成虫即取出置盛有生理盐水的器皿中进行观察鉴定,必要时可染色鉴别。

3. 注意事项　操作中注意不得污染操作台及操作者,以免造成环境污染及引起感染;实验结束后对鱼肉、囊蚴和实验器械分别在沸水中煮 30 分钟,然后清洗器械并高压灭菌消毒。

（四）作业

1. 绘虫卵形态图。

2. 标注成虫形态图。

3. 用简图(如箭头)描述华支睾吸虫的生活史过程(概述该虫的终宿主、保虫宿主、成虫寄生部位及其主要损害器官,虫卵排出途径;第一、第二中间宿主及其幼虫在宿主体内的发育过程,感染期、感染途径和方式等)。

【病例】

病　例　一

男,62 岁,广东顺德人。体检发现肝大并轻度硬化。2002 年 6 月,在中山大学寄生虫学教研室检查粪便发现华支睾吸虫卵,连续检查 3 张涂片,每张涂片查到 10～16 个虫卵,随后进行驱虫保肝治疗,驱虫药物为口服吡喹酮,每次 25mg/kg,每天 3 次,连续服药 3 天为一疗程。一个月后复查粪便仍查到虫卵,每张涂片查到 4～7 个虫卵,再口服吡喹酮一个疗程。两个月后复查粪便 3 次均未查到虫卵,3 个月后体检未见异常。2004 年 6 月,自觉右上腹隐痛,乏力,食欲缺乏,有时恶心,近一个月来体温维持在 37.5～37.8℃之间。住院治疗期间经 B 超检查,提示肝胆管内有致密亮点;粪便检查再次发现华支睾吸虫卵,连续检查 3 张涂片,每张涂片查到虫卵 6～11 个。经再次口服吡喹酮治疗,连续服药 2 个疗程,以上症状逐渐消失,两个月后连续复查粪便 3 次均未发现虫卵。

问题:

1. 该患者第一次服药后一个月复查粪便虫卵阳性的原因是什么?

2. 该患者两年后再次患病的原因是什么?

3. 如果你在临床工作中遇到这样的患者该如何询问病史和做哪些检查?

病　例　二

男,54 岁,广东中山人。自觉半年来乏力,食欲缺乏,腹部饱胀,不时腹痛,腹泻。2003 年10 月,经 B 超检查提示,肝左叶增大,肝内有占位性病变;胆管壁明显增厚,肝胆管内有致密亮点。血清学检测肝吸虫抗体为强阳性。粪便检查发现华支睾吸虫卵,连续检查 3 张涂片,每张涂片查到虫卵 14～19 个。随后口服吡喹酮治疗,连续服药 2 个疗程,每个疗程 3 天,每天 3次,每次 25mg/kg,间隔 5 天,继续服药一个疗程。一个月后复查粪便,连续检查 3 次未发现虫卵。患者的父母亲、妻子、儿子虽然未发现不适,但粪便检查均查到华支睾吸虫卵。

问题:

1. 为什么高度怀疑该患者患华支睾吸虫病,并作血清学和病原学检查?

2. 为什么该患者的父母亲、妻子、儿子虽然未发现不适,但粪便检查均查到华支睾吸虫卵?

病　例　三

男,48 岁。患有食欲缺乏,腹泻,腹胀,肝脾不适等症状。近 1 个月患者病情加重,消瘦,巩膜及皮肤重度黄染,乏力加剧伴呕吐,于 2002 年 8 月就诊。患者入院后,经核磁共振、腹部彩超检查,肝功能检查,总胆红素 246μmol/L,丙氨酸转氨酶 56U,血常规检查白细胞总数增高,嗜酸细胞增多,占 33%。经多方检查提示:肝内胆管扩张,梗阻,考虑高位胆管癌,收介入科治疗,经皮胆道外引流术,发现胆汁内有异物活动,经实验室压片检查,查到华支睾吸虫成虫,胆汁涂片检查到华支睾吸虫虫卵。根据患者的临床症状及寄生虫学检查,确诊为华支睾吸虫病。采用吡喹酮 25mg/kg,3 次/天,胆管引流,保肝药物治疗。患者 40 天后治愈。

问题:

1. 华支睾吸虫病的病原学检查除检查粪便以外,还可以取什么材料进行检查?为什么?

2. 如何鉴别华支睾吸虫病与其他肝胆疾病?

【复习思考题】

1. 食入未煮熟的淡水鱼可能会感染什么寄生虫病?

2. 诊断华支睾吸虫病有哪些病原学检查方法?

3. 华支睾吸虫病的感染方式有哪些?

4. 华支睾吸虫病流行的最关键因素是什么?

【参考资料】

(一)实验技术或方法

1. 华支睾吸虫第二中间宿主淡水鱼调查　在鱼塘、水沟内捕捉或市场等处购买各种淡水鱼,经种属鉴定后,取鱼肌肉等不同组织,切成小块(约米粒大小)置玻片下压片检查囊蚴。

2. 华支睾吸虫囊蚴分离法　将华支睾吸虫第二中间宿主淡水鱼置搅肉机内搅碎(亦可用手工剁碎)。每 10g 鱼肉用 250ml 消化液(配方:胃蛋白酶 9.8g,1N 盐酸 164ml,氯化钠 17g,加水至 2000ml)消化 4~12 小时,用铜筛过滤去掉粗渣,滤液经反复多次生理盐水换水沉淀,最后吸取沉淀物置培养皿内在双目镜下检查囊蚴。

3. 华支睾吸虫病诊断方法及进展

(1)病原检查:病原检查方法有粪便检查和十二指肠引流胆汁检查。粪便检查仍是目前确诊华支睾吸虫病的主要方法。但因寄生的虫数一般较少,排卵数较少且虫卵小,粪检易漏诊。

(2)免疫学诊断:近年来随着酶、同位素、生物素和胶体金等标记技术的发展和应用,大大提高了检测血清抗体或抗原的敏感性和特异性,使华支睾吸虫病诊断检出率大大提高。目前,在临床辅助诊断和流行病学调查中,免疫学方法已被广泛应用,是病原学诊断的重要补充。

常用的方法有皮内试验(IDT)、间接血凝试验(IHA)、间接荧光抗体试验(IFAT)、酶联免疫吸附试验(ELISA)、金标快速免疫诊断。其中 ELISA 法检测华支睾吸虫病人及用于流行病学调查,具有简便、快速、敏感性高、特异性强等优点,是目前较为理想的免疫检测方法。目前国内已有应用重组蛋白制备的快速 ELISA 诊断试剂盒供应。但华支睾吸虫病的免疫诊断还面临着许多问题,假阳性、假阴性和交叉反应仍是影响反应结果的主要原因。因此,寻找敏感性高、特异性强易于制备且稳定的抗原、抗体和不断改进诊断方法是解决问题的关键。

(3)分子生物学诊断方法:随着分子生物学技术的发展,其在华支睾吸虫病的诊断上也逐渐显示了应用价值,为华支睾吸虫诊断提供了一条新的途径。目前已有学者在应用探针技术和 PCR 技术诊断华支睾吸虫病及利用基因工程技术获得重组蛋白或人工合成抗原蛋白作为抗原方面做了一些探讨。分子生物学诊断方法在特异性诊断、流行病学调查、药物治疗监控等方面有着巨大的前景。

（二）复殖吸虫部分雌雄生殖器官

复殖吸虫雌雄生殖器官局部结构（图3-6、图3-7）。

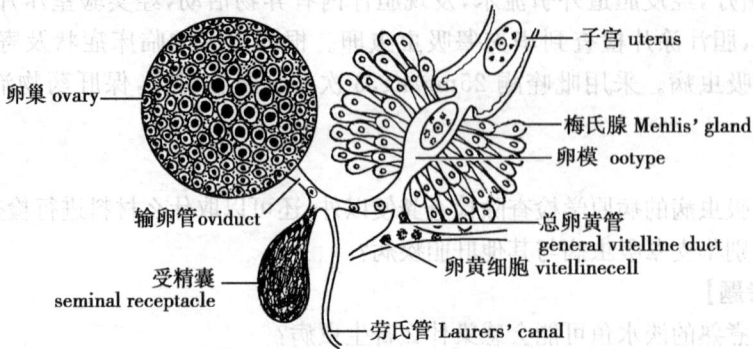

图3-6　复殖吸虫成虫卵巢-卵模结构
Fig. 3-6　Ovary-ootype structure of digenetic trematode

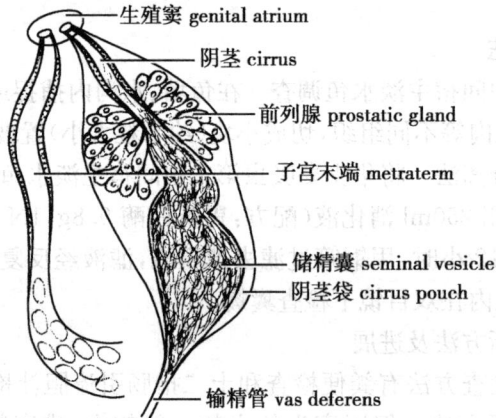

图3-7　复殖吸虫成虫生殖系统末端结构
Fig. 3-7　Terminal structure of reproductive system of digenetic trematode

实验九　布氏姜片吸虫

【实验目的和要求】

1. 掌握布氏姜片吸虫（*Fasciolopsis buski*）虫卵特征和病原学诊断方法。
2. 熟悉成虫的基本形态和生活史的基本特点。
3. 从成虫的体积和腹吸盘的大小理解其机械致病作用。
4. 熟悉植物媒介及防治要点。

【实验内容】

（一）标本观察

1. 成虫

（1）成虫液浸标本（示教）：虫体肥厚，长椭圆形，前窄后宽，背腹扁平肥厚，形似姜片。虫体长20～75mm，宽8～20mm，厚0.5～3mm，雌雄同体。是寄生在人体中最大型的吸虫。虫体呈灰褐色，口吸盘小，位于虫体亚前端。腹吸盘大，紧靠口吸盘后方，肉眼可见呈明显的凹陷。

（2）成虫染色标本（操作）：先用肉眼作一般观察，然后在低倍镜下观察。重点观察：虫体（图3-8）肥厚。口吸盘小，位于虫体亚前端。腹吸盘大，较口吸盘大4～5倍，肌肉发达，呈漏斗状，两吸盘距离很近。消化和生殖系统与华支睾吸虫比较。

2. 中间宿主、幼虫和媒介（intermediate host，larva and vector）（示教）

（1）中间宿主：扁蜷螺（*Planorbis*）是小型扁螺，成螺直径不超过10mm，厚不超过4mm，扁圆盘状，右旋，壳光滑，灰褐色或红褐色（图3-9）。

（2）尾蚴染色标本：形似蝌蚪，体部椭圆形，尾部细长，无尾鳍。

（3）囊蚴染色标本：呈扁圆形，包括外壁时平均大小216μm×187μm，囊内为后尾蚴。

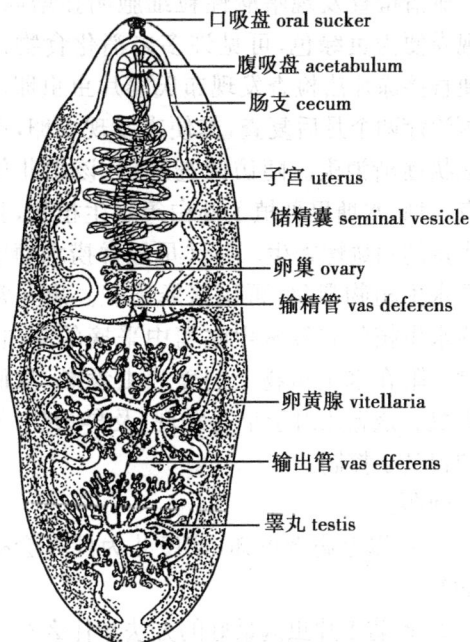

口吸盘 oral sucker
腹吸盘 acetabulum
肠支 cecum
子宫 uterus
储精囊 seminal vesicle
卵巢 ovary
输精管 vas deferens
卵黄腺 vitellaria
输出管 vas efferens
睾丸 testis

图 3-8　布氏姜片吸虫成虫
Fig. 3-8　Adult worm of *Fasciolopsis buski*

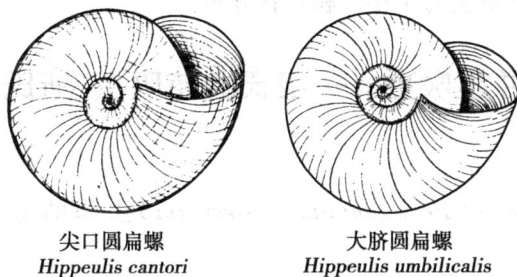

尖口圆扁螺
Hippeulis cantori

大脐圆扁螺
Hippeulis umbilicalis

图 3-9　扁蜷螺
Fig. 3-9　*Planorbis*

（4）媒介：菱角、荸荠（马蹄）等水生植物。

3. 虫卵

（1）虫卵固定标本（操作）：虫卵［图3-10、附图3（3）］椭圆形，淡黄色，大小为（130～140）μm×（80～85）μm，卵壳薄，卵盖很小（不明显），卵内含一个卵细胞和20～40个卵黄细胞。

（2）虫卵扫描电镜照片（示教）。

（二）作业

1. 绘虫卵形态图。

2. 标注成虫形态图。

【病例】

男，9岁，广东新会人。近一个月因上腹部疼痛、不时腹泻、食欲减退、磨牙、睡眠不安而就诊。血清检查发现嗜酸性粒细胞明显增高,粪检发现粪便为黄绿色,可见许多未消化食物,腥臭,粪便直接涂片法检查发现布氏姜片虫虫卵。经吡喹酮治疗两个月后复查,粪便未发现虫卵,患儿上述症状逐渐消失。随访调查发现,该患儿住家附近有水塘,水塘里种植了茭白等水生植物,且塘中有大量的扁蜷螺寄生。其父母经常捞水塘中的浮萍等水生植物喂猪,再用猪粪施肥。患儿常与父母捞水生植物并经常生吃塘中采摘的茭白,可能误食了附在水生植物上的姜片虫囊蚴,从而感染姜片虫。该患儿由于早期发现,及早治疗,使病情尽快得到了控制。

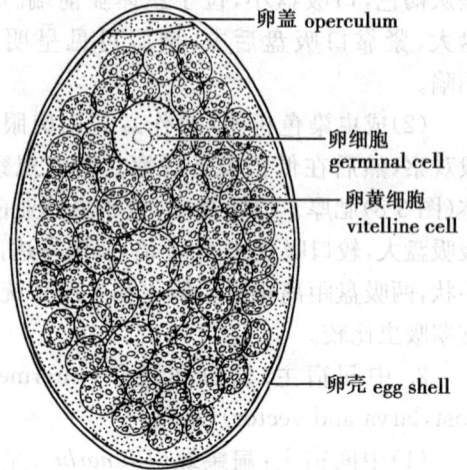

图 3-10　布氏姜片吸虫虫卵
Fig. 3-10　Egg of *Fasciolopsis buski*

问题:

1. 从以上病例可知,该患儿为什么会得姜片虫病?

2. 预防姜片虫病最好的方法是什么?

【复习思考题】

1. 如何诊断姜片虫病?

2. 用肉眼观察姜片虫成虫有何显著特征?

3. 为什么说姜片虫病的流行呈小面积点状分布?

实验十　并殖吸虫——卫氏并殖吸虫、斯氏狸殖吸虫

【实验目的和要求】

1. 掌握卫氏并殖吸虫(*Paragonimus westermani*)虫卵的形态特征和病原学诊断方法。

2. 掌握卫氏并殖吸虫和斯氏狸殖吸虫(*Pagumogonimus skrjabini*)的形态特征和生活史。

3. 了解并殖吸虫(*Paragonimus*)的寄生部位和主要致病作用。

【实验内容】

(一)标本观察

1. 卫氏并殖吸虫

(1)成虫液浸标本(示教):虫体椭圆形,宽长之比约 1∶2 左右,灰白色。

(2)成虫染色标本(操作):注意观察以下几个部位(图 3-11):

1)外部形态:虫体椭圆形,体长 7.5～12mm,宽 4～6mm,长宽之比约 1∶2 左右。

2)口、腹吸盘(大小及位置):口、腹吸盘大小相似,腹吸盘约在虫体中部。

3)生殖器官:两个睾丸位于虫体后 1/3,左右并列,卵巢与子宫并列于腹吸盘之后。

(3)成虫皮棘扫描电镜照片(示教)。

(4)幼虫和中间宿主

1)第一中间宿主:蜷螺(melania)(示教),壳高 10～20mm,属中等大小。壳质坚硬,外形

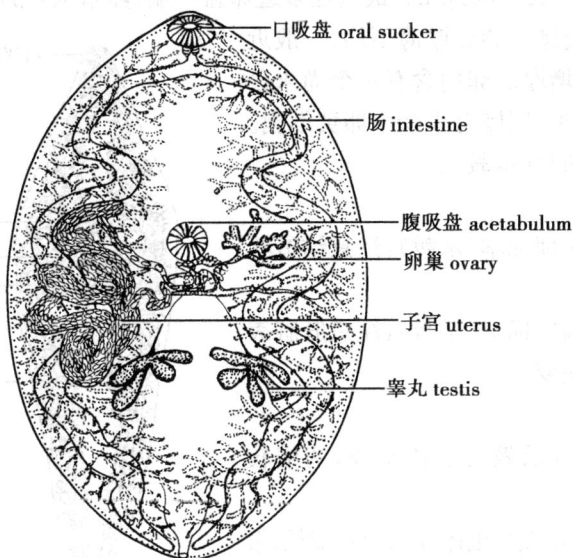

图 3-11　卫氏并殖吸虫成虫

Fig. 3-11　Adult worm of *Paragonimus westermani*

呈塔锥形、长圆形或圆锥形，具 6～7 个螺层，壳顶常残缺不全，呈黄褐色、褐色或黑色，或具有暗色、暗红色带(图 3-12)。

2)尾蚴染色标本(示教)：尾部短小，呈圆球状。

3)囊蚴(示教)：呈白色圆球形，囊壁两层，外层直径约 $300\sim400\mu m$，内含一条蜷缩的幼虫，两侧可见波浪状的肠管，排泄囊含黑色颗粒。

4)第二中间宿主：溪蟹、蝲蛄(示教)。

(5)虫卵

1)虫卵固定标本(操作)：虫卵[图 3-13、附图 3(2)]呈金黄色，长椭圆形，左右常不对称。

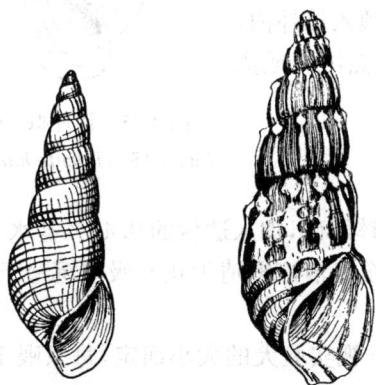

放逸短沟蜷
Semisulcospira libertina

黑龙江短沟蜷
Semisulcospira amurensis

图 3-12　蜷螺

Fig. 3-12　Melania

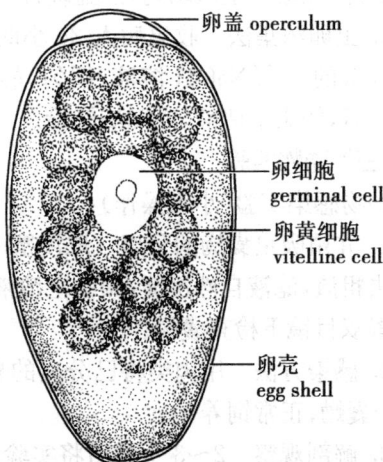

图 3-13　卫氏并殖吸虫虫卵

Fig. 3-13　Egg of *Paragonimus westermani*

大小为(80~118)μm×(48~60)μm。最宽处多近卵盖一端,卵盖大,常倾斜(但有不少缺卵盖的),盖与壳连接处有缝迹。卵壳厚薄不均,一般近盖端壳略薄,无盖端壳增厚。卵内含有一个尚未分裂的卵细胞,常位于中央,周围有十余个卵黄细胞。

2)虫卵扫描电镜照片(示教)。

(6)病理标本

1)肺吸虫病肺脏病理标本(示教):注意结节状或半球状突出的虫囊。

2)肺吸虫病肝脏病理标本(示教):注意肝脏表面的窟穴状或隧道状病变。

2. 斯氏狸殖吸虫

(1)成虫液浸标本(示教):虫体窄长,两端较尖,灰白色。

(2)成虫染色标本(示教):虫体(图3-14)窄长,最宽处约在体前1/3或稍后,大小为(3.5~6.0)mm×(11.0~18.5)mm,宽长之比约为1:2.4~1:3.2。腹吸盘位于体前约1/3处,略大于口吸盘。卵巢分支数较多。生殖器官并列,与卫氏并殖吸虫的相似。

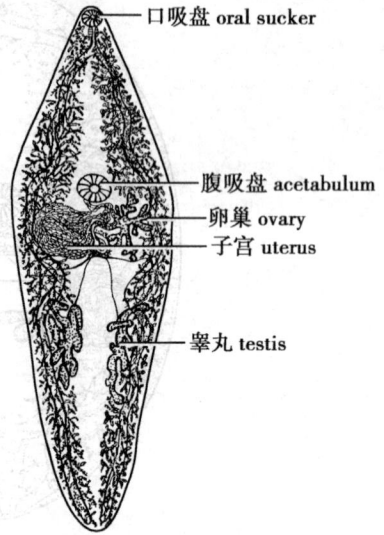

图3-14　斯氏狸殖吸虫成虫
Fig. 3-14　Adult worm of *Pagumogonimus skrjabini*

(3)第一中间宿主:拟钉螺(*Tricula*)(示教),小型或微小型螺(图3-15),一般成螺壳高2.5~5mm,宽约1.5mm,有6~7.5个螺层。外形呈长圆锥形,与钉螺相似。壳面光滑,褐色或黑色。

(二)实验操作

痰液虫卵检查法(操作或示教)。

1. 涂片法　取一洁净玻片,滴一滴生理盐水,挑取带铁锈色的痰液少许,在玻片上涂均匀,加盖玻片,置镜下检查。

2. 虫卵浓集法　收集病人24小时的痰液,将痰液倾入量杯内,加入等量的10%NaOH溶液,摇匀,静置6~8小时,自然沉淀或离心沉淀后,倾去上清液,取沉渣镜检。

(三)动物实验

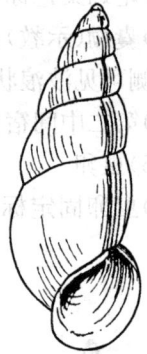

图3-15　泥泞拟钉螺
Fig. 3-15　*Tricula humida*

动物感染实验(小组操作)。

1. 并殖吸虫囊蚴的分离　取溪蟹一只,去壳后用研钵磨碎,加入适量的0.45%盐水,用钢筛滤去粗渣,滤液自然沉淀,倾去上清液(换水2~3次,至上清液澄清为止),吸取沉渣于培养皿内置双目镜下检查囊蚴。

2. 感染方法　用肉类将已分离的囊蚴包裹后喂犬。视实验犬的大小而定,每只喂100~200个囊蚴,正常饲养。

3. 解剖观察　2~3个月后将实验犬麻醉致死,剖开胸腔暴露肺脏,可见肺表面有结节状或球状虫囊,剪开虫囊找出虫体。

4. 注意事项　操作中注意不得污染操作台及操作者,以免造成环境污染及引起感染;实验结束后对溪蟹、囊蚴和实验器械分别在沸水中煮30分钟,然后清洗器械并高压灭菌消毒。

(四)作业

1. 标注卫氏并殖吸虫成虫形态图。

2. 绘卫氏并殖吸虫虫卵图。

3. 用简图(如箭头)描述卫氏并殖吸虫的生活史过程。

4. 写出动物感染和解剖实验报告。

5. 简述你是如何鉴别华支睾吸虫卵与卫氏并殖吸虫卵的?

【病例】

病 例 一

男,27 岁,湖南省衡阳人,现在广州工作。患者五年前出现咳嗽,开始为干咳,后来痰量逐渐增多,痰中带血丝,随后伴铁锈色痰。胸部隐痛、胸闷、气短、出汗,常感到疲乏无力。曾在多家医院就诊,经 X 线胸片检查、B 超、CT 等多种方法检查,先后诊断为慢性气管炎、慢性支气管炎、慢性支气管性肺炎、慢性支气管化脓、慢性肺炎、肺结核、支气管扩张、胸腺瘤、胸腺增生、肺癌等病,经服用多种中西药物治疗,如抗生素、抗结核药均无效。

2003 年 6 月,在本教研室做血清学检测,肺吸虫抗体为强阳性;检查痰液和粪便均发现肺吸虫卵。明确诊断后口服吡喹酮治疗,连续服药 2 个疗程,每个疗程 3 天,每天 3 次,每次 1g,一个月后继续服药一个疗程。3 个月和 6 个月后分别复查痰液,未发现肺吸虫卵,症状消失。

经随访调查发现,该患者多年前曾在东北某部队服役,曾在肺吸虫病流行区居住过,并吃过蝲蛄。由于肺吸虫病主要是因人们误食入生的或半生不熟的含有肺吸虫囊蚴的溪蟹和蝲蛄而受到感染,也可因误食含有肺吸虫童虫的猪、野猪、鸡、鸭等转续宿主的肉而受感染。显然,该患者多年前就已经感染了肺吸虫,由于没有明确诊断,得不到合适的治疗,致使该虫在体内寄生了近 5 年。这么多年来,虫体对人体的折磨使一个年轻力壮青年变成终日生活在忧郁和痛苦之中的弱小伙。因此,及早确诊,及时治疗才是最佳选择。

问题:

1. 该患者的病为什么误诊达五年之久?

2. 引起肺部症状的寄生虫病有哪些?

3. 在临床遇到这样的患者应该如何询问病史和做哪些检查?

病 例 二

女,8 岁,河南省南召县人,因间断性咯血 2 月余而在某医院就诊。胸部 X 线检查发现右上肺尖前段及中外段不规则片状密度增高阴影,因疑为肺部肿瘤而行右侧开胸右中上肺叶切除术。术后剖开肺标本,显示病灶处有两个 1.5cm×0.4cm×0.4cm 的囊肿,切开囊肿后发现 3 个可伸缩活动的黄豆样大小虫体,经鉴定为卫氏并殖吸虫。术后详问病史,患者出生于当地,无外出史,发病前常吃油炸溪蟹。术后血常规检查白细胞总数为 $6.5×10^9$/L,嗜酸性粒细胞 7‰,直接计数为 $0.6×10^9$/L。并殖吸虫间接荧光抗体试验阳性。痰液、粪便检查均未发现并殖吸虫卵。

问题:

1. 当痰液、粪便检查均为阴性时,采用什么检查方法对诊断该病有重要价值?

2. 本病例的诊断依据是什么?

病　例　三

男,18岁。因发作性左侧肢体抽搐 3 年入院。3 年前无诱因出现左侧肢体抽搐,以左上肢为主,当地医院以"脑炎"治疗,效果欠佳。1 年前出现左侧肢体麻木,收入我院。体检:左侧肢体腱反射亢进,双侧巴氏征阳性,左侧肢体感觉减退。影像表现:CT 示右顶叶片状不规则低密度区,其中见等密度结节影,增强扫描见结节影明显强化。MRI 示右顶叶片状长 T_1、长 T_2 信号影,增强扫描右顶叶皮层下见 2 个结节强化影。入院 2 周后行病变切除术,术中见病变呈浸润生长,实质性,其中见有囊性腔及钙化样物,病变供血较少,部分病变组织发黄,顶叶中后部脑皮质部分受侵,呈红褐色,质地较硬。病理组织切片见灶性炎性改变,并见小脓肿形成,脓肿内可见钙化的卫氏并殖吸虫虫卵,呈梭形,此改变呈多灶性,脓肿周边可见纤维组织增生,并有较多炎细胞、淋巴细胞、嗜酸细胞,小血管周边细胞呈套状。病理诊断为脑卫氏并殖吸虫病。

问题:

1. 有哪些诊断方法可用于脑卫氏并殖吸虫病的诊断?

2. 卫氏并殖吸虫病的临床表现有哪些类型?

【复习思考题】

1. 试比较斯氏狸殖吸虫的形态、生活史、致病、诊断方面与卫氏并殖吸虫的异同?

2. 怎样理解一些山区森林地带肺吸虫病具有自然疫源性? 肺吸虫病的流行区有何特点?

3. 哪些吸虫既可寄生在肝脏又可寄生在肺脏?

【参考资料】

1. 肺吸虫生物宿主的流行病学调查

(1)选择一条或数条沟渠,在沟渠内捕捉淡水螺,如蜷螺、圆螺、拟钉螺,溪蟹或蝲蛄。

(2)将上述淡水螺击破后把螺内脏置玻片上,撕碎加适量 0.45% 盐水,置镜下寻找胞蚴、雷蚴和尾蚴。

(3)解剖溪蟹或蝲蛄,找囊蚴。

2. 并殖吸虫病的诊断

(1)主要依据:有食生或不熟淡水蟹或蝲蛄及其制品的过往史,有明显的症状与体征,免疫学检测阳性,X 线、CT 检查有明显征象或找到病原体。

(2)病原诊断:痰中或粪便找到虫卵或在摘除的皮下包块中找到虫体或虫卵即可确诊。但有相当多的病人难以找到病原体。

(3)免疫学试验

1)皮内试验,常用于普查初筛,阳性符合率高者可达 95% 以上,但假阳性和假阴性均较高。

2)ELISA 的敏感性高,阳性符合率可达 90%～100%,是目前较普遍使用的检测方法。

3)酶联免疫吸附抗原斑点试验(AST-ELISA)直接检测血清中循环抗原,阳性率在 98% 以上,且可作为疗效考核。

此外,杂交瘤技术、胶体金免疫检测、免疫印渍技术、生物素-亲和素系统等技术的使用,也取得很好的效果。

(4)X 线、CT 扫描与核磁共振:适用于胸肺型及脑脊髓型患者。

实验十一　日本血吸虫

【实验目的和要求】

1. 通过动物实验掌握血吸虫(*Schistosoma japonicum*)的生活史特点,感染期、感染途径和致病作用。

2. 掌握虫卵形态特征和病原学诊断方法。

3. 熟悉钉螺和成虫的形态特点。

4. 了解毛蚴和尾蚴形态特点。

5. 熟悉免疫学诊断方法和意义。

【实验内容】

(一) 标本观察

1. 成虫

(1)成虫活体标本(示教):雄虫较粗短,乳白色。雌虫细长,灰褐色。雌雄虫常合抱。

(2)成虫液浸标本(示教):虫体雌雄异体,呈圆柱形,外观似线虫。雄虫长 10~20mm,宽 0.5~0.55mm。乳白色。雌虫圆柱形,前细后粗,虫体长 12~28mm,宽 0.1~0.3mm,因肠管内含较多的红细胞消化后残留的物质,故虫体呈灰褐色。

(3)成虫雌雄合抱标本(示教):可见雌虫居留于抱雌沟内,与雄虫呈合抱状态(图 3-16)。

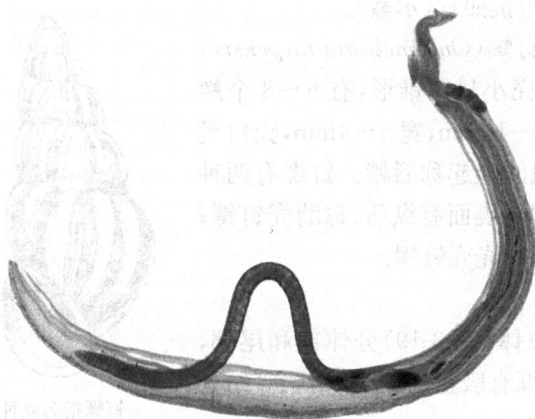

图 3-16　日本血吸虫雌雄虫合抱

Fig. 3-16　*Schistosoma japonicum, male and female pairing*

(4)成虫染色标本(操作):注意以下几点(图 3-17)。

1)雌雄成虫的大小、形态。

2)口、腹吸盘,腹吸盘突出。

3)生殖器官:雌雄异体。①雄性生殖器官:睾丸数目(一般 7 个)、形态、位置和排列方式。②雌性生殖器官:卵巢(位于体中部,呈长椭圆形)、子宫(注意子宫内有虫卵)、卵黄腺。

4)雄虫的抱雌沟。

(5)成虫前端扫描电镜照片(示教)。

2. 幼虫和中间宿主

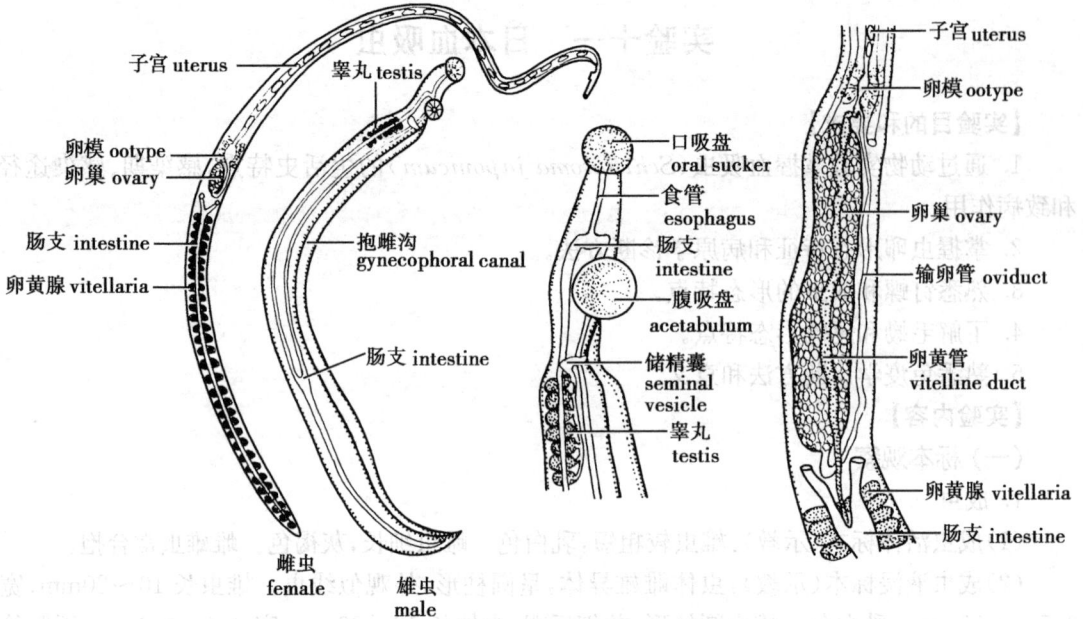

图 3-17　日本血吸虫雌雄成虫
Fig. 3-17　Adult worm of *Schistosoma japonicum*

（1）毛蚴：毛蚴扫描电镜照片（示教）。

（2）中间宿主：湖北钉螺（*Oncomelania hupensis*）（示教）。钉螺（图 3-18）壳小呈圆锥形，有 6～8 个螺层，右旋。成体壳高为 7～10mm，宽 3～4mm，壳口呈卵圆形，外缘背侧有一粗的隆起称唇嵴。钉螺有两种类型：平原地区的钉螺螺壳表面有纵肋，称肋壳钉螺；山丘地区钉螺表面光滑，称光壳钉螺。

（3）尾蚴

1）尾蚴染色标本：虫体（图 3-19）分体部和尾部，尾部分尾干和尾叉。体部有吸盘、头腺和钻腺等结构（示教）。

2）观察活尾蚴（示教）：在解剖镜下观察，静止时尾蚴体部浮贴于水面，其尾部悬于水面下并向前弯曲；活动时体部伸缩，尾干作反复弧形摆动，尾叉作螺旋桨式转动，使身体向前推进。注意：观察活尾蚴时，要注意安全，不要接触疫水以免感染。

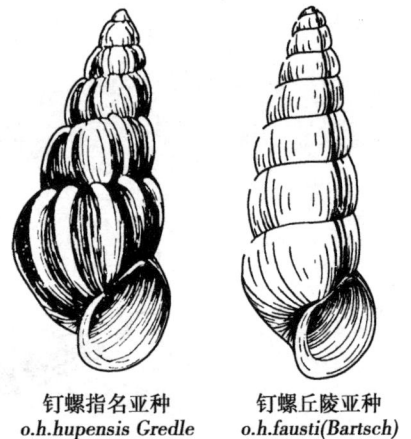

钉螺指名亚种　　　　钉螺丘陵亚种
o.h.hupensis Gredle　　*o.h.fausti*(Bartsch)

图 3-18　钉螺
Fig. 3-18　*Oncomelania hupensis*

3. 虫卵

（1）日本血吸虫虫卵固定标本（操作）：虫卵［图 3-20、附图 3（4）］呈宽椭圆形，大小为（70～105）μm×（50～80）μm，平均为 89μm×67μm。淡黄色，卵壳薄而均匀，无卵盖，有一小侧棘。成熟虫卵内含有一个毛蚴。通常从粪便中排出的虫卵，其卵壳周围常有污物黏附。

（2）日本血吸虫虫卵扫描电镜照片（示教）。

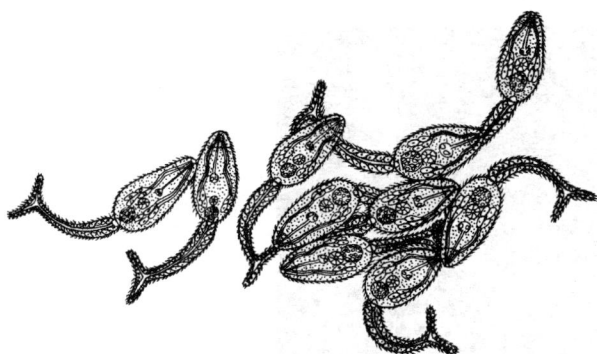

图 3-19　日本血吸虫尾蚴
Fig. 3-19　Cercaria of *Schistosoma japonicum*

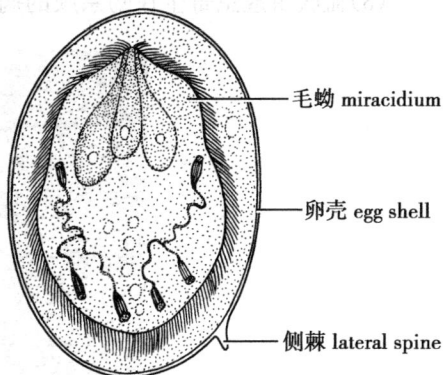

毛蚴 miracidium

卵壳 egg shell

侧棘 lateral spine

图 3-20　日本血吸虫虫卵
Fig. 3-20　Egg of *Schistosoma japonicum*

(3)曼氏血吸虫(*Schistosoma mansoni*)虫卵(示教)：长椭圆形,大小(112～182)μm×(45～73)μm,有粗大侧棘[图 3-21、附图 3(5)]。

(4)埃及血吸虫(*Schistosoma haematobium*)虫卵(示教)：纺锤形,(83～187)μm×(40～73)μm,有端棘[图 3-22、附图 3(6)]。

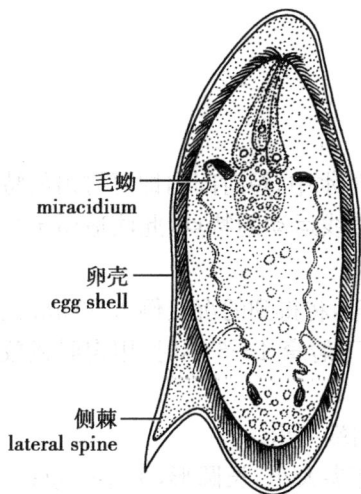

毛蚴
miracidium

卵壳
egg shell

侧棘
lateral spine

图 3-21　曼氏血吸虫虫卵
Fig. 3-21　Egg of *Schistosoma mansoni*

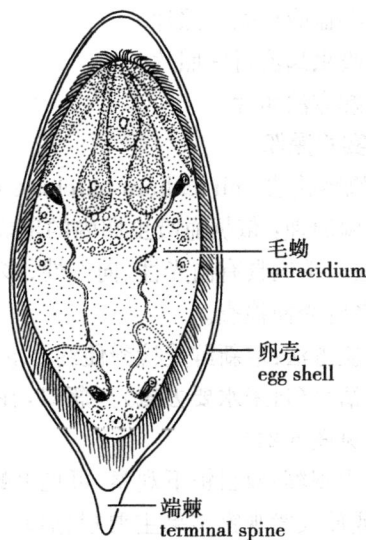

毛蚴
miracidium

卵壳
egg shell

端棘
terminal spine

图 3-22　埃及血吸虫虫卵
Fig. 3-22　Egg of *Schistosoma haematobium*

4. 病理标本

(1)血吸虫病肝硬化病理标本(示教)：肝表面有许多灰白色芝麻大小散在性分布的结节,切面在静脉周围有灰白色树状纤维索。

(2)血吸虫病肝组织切片(示教)(图 3-23)：虫卵周围有大量的嗜酸性粒细胞、中性粒细胞浸润及以虫卵为中心向四周发出的放射状嗜酸性细棒状物质沉积(急性虫卵结节)。随后虫卵逐渐死亡或钙化,虫卵周围可见到上皮样细胞,异物巨细胞聚集和纤维细胞增生等(慢性虫卵结节)。

（3）血吸虫成虫寄生在肠系膜的病理标本（示教）。

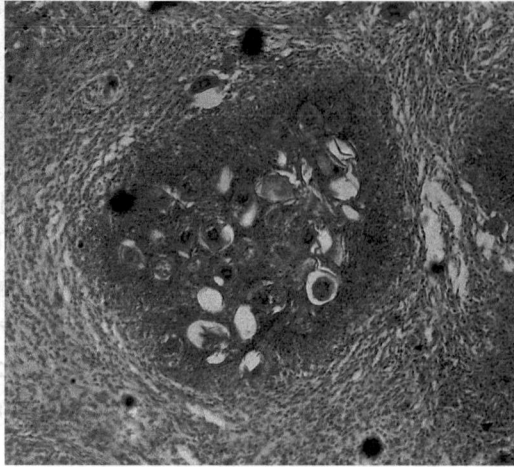

图 3-23　日本血吸虫虫卵肉芽肿
Fig. 3-23　*Schistosoma japonicum granuloma*

5. 流行病学照片（示教）
（1）晚期血吸虫病人照片。
（2）血吸虫病流行区照片。
（3）灭螺方法照片。

（二）实验操作

1. 毛蚴孵化法（miracidium hatching method）（示教）

（1）实验原理：依据血吸虫卵内的毛蚴在适宜温度的清水中，短时间内即可孵出的特性而设计的方法。毛蚴具有向光性、向上性、多在水面表层作直线运动的特点，此法适用于早期血吸虫病患者的粪便检查。

（2）实验方法：取新鲜受检粪便约 30g，先经沉淀法处理，将得到的沉渣倒入 500ml 的三角烧瓶中，加清水（自来水要去氯）至瓶口，在 20～30℃条件下孵育 4～6 小时，用肉眼或放大镜观察结果（见图 5-24）。

（3）结果观察：双目镜下观察，可见毛蚴体表披棘毛，前端突出。

肉眼或放大镜观察结果主要根据以下特征辨认：①针尖大小，长圆形，大小一致；②半透明，灰白色，有折光；③作直线的斜向或横向匀速运动；④一般在水面下 1～4cm 处。

必要时也可以用吸管吸出毛蚴镜检。如无毛蚴，每隔 4～6 小时（24 小时内）观察 1 次。

（4）注意事项

1）气温高时，毛蚴可在短时间内孵出，因此在夏季要用 1.2％食盐水或冰水冲洗粪便，最后一次才改用室温清水，在冬季可用 40℃温水孵化。

2）注意毛蚴与水中自由生活的原虫或其他微生物的区别。自由生活的原虫或其他微生物运动无一定方向，常作摇摆或旋转运动，运动速度快慢不一或静止不动。

3）孵化用的自来水要去氯（夏季放置 6 小时、冬季放置 24 小时，待氯自然挥发后使用）。

2. 环卵沉淀试验（circum-oval precipitating test，COPT）（示教）

（1）实验原理：环卵沉淀试验是诊断血吸虫病的免疫血清学试验之一，是抗原抗体反应的一种类型。由于虫卵内成熟毛蚴的分泌、排泄物(抗原)能透过卵壳上的微孔渗出,当与待检血清(抗体)共同孵育一段时间后,在光镜下虫卵周围若出现泡状或指状沉淀物,即为阳性反应,若无沉淀物出现即为阴性反应,并计算反应卵的百分率(称环沉率)。

(2)实验方法:常用的 COPT 有蜡封片法和双面胶纸条法。

1)蜡封片法:用载玻片或凹玻片进行,如用载玻片可用熔化的石蜡画一个 20mm×20mm 的反应区域,以增加血清容量,避免虫卵受压。加受检者血清 2～3 滴后,挑取适量鲜卵或干卵(100～150 个,从感染动物肝脏分离),混匀,覆盖 24mm×24mm 盖玻片,四周用石蜡密封,37℃保温 48 小时后,低倍镜观察结果,必要时需观察 72 小时的反应结果。

2)双面胶纸条法:取国产双面胶纸条(厚度约 300μm),裁剪成 50mm×23mm 的长条,用打孔器打两个相距约 8mm,直径均为 16mm 的圆孔。将裁好的胶纸条的粘胶面紧贴在洁净的载玻片上,揭去双面胶纸条上的覆盖纸,在圆孔内加入干卵 100～150 个,然后加入 50μl 的受检者血清,用小针将干卵与血清混匀,覆盖 22mm×22mm 的盖玻片在圆孔上,在盖玻片的四角稍加压力,使它与胶纸粘牢,37℃保温 48～72 小时,观察反应结果。

(3)结果判断:典型的阳性反应为泡状、指状,片状或细长卷曲状的折光性沉淀物,边缘整齐,与卵壳牢固粘连。阴性反应必须看完全片,阳性者观察 100 个成熟卵计环沉率及反应强度比例。一般认为环沉率≥5% 为阳性。

－:虫卵周围无沉淀物或泡状沉淀物的直径小于 10μm,即为阴性反应。

＋:虫卵周围的泡状沉淀物直径大于 10μm,累计面积小于虫卵面积的 1/2,或指状细长卷曲样沉淀物不超过虫卵的长径。

＋＋:虫卵周围的泡状沉淀物面积大于虫卵面积的 1/2,或指状细长卷曲沉淀物相当于或超过虫卵的长径。

＋＋＋:虫卵周围沉淀物的面积大于虫卵的面积,或指状细长卷曲沉淀物相当于或超过虫卵长径的 2 倍。

(4)注意事项

1)将虫卵加入血清后,要搅匀分散,切勿成团块。

2)做双面胶纸条试验时,应保持胶纸条粘胶面洁净,以保持有足够的黏性,与玻片紧贴。

3)应掌握阳性反应标准,阳性反应虫卵周围产生的沉淀物边缘整齐,均匀,并有明显折光。

4)每张玻片要观察 100 个成熟虫卵,然后计算阳性反应的环沉率。不成熟卵,破壳卵均不应计算在内。

3. 快速 ELISA 法检测血吸虫感染(小组操作)

(1)实验原理:酶联免疫吸附试验(enzyme-linked immunoadsordent assay,ELISA)已广泛用于多种寄生虫感染的检测,是诊断血吸虫病的免疫血清学试验之一。FAST-ELISA 是在 ELISA 的基础上发展起来的一种快速检测方法,它是用已知日本血吸虫可溶性抗原包被在特制的聚苯乙烯反应板孔内,将待测血清加到反应孔内,如血清中含有相应的特异性抗体,即可形成抗原抗体复合物。此时,如在反应孔内加入酶标记的二抗(如羊抗人 IgG),再通过底物的显色反应即可判断实验结果。

(2)特点:灵敏、快速、准确、简便。

(3)试剂盒内试剂名称:①号液:酶结合物。②号液:洗涤液。③号液:底物溶液。④号液:显色剂。⑤号液:血清稀释液。⑥号液:终止液。

(4)检测程序

1)样本稀释:8滴蒸馏水中加1滴待测血清及1滴血清稀释液,混匀。对照阴、阳性血清作同样稀释。

2)加样:分别加稀释的待测血清和参考阴阳性血清各1滴于反应板孔中,室温放置3~5分钟。抛尽后加1滴②号液,立即用自来水冲洗3次,抛尽,在吸水纸上拍干。

3)反应:加①号液1滴,置室温3~5分钟,抛尽后加②号液1滴,立即用自来水洗5次,抛尽,在吸水纸上拍干。

4)显色:加③号液和④号液各1滴于孔中,室温静置30秒~3分钟后(待阳性对照显色而阴性对照未显色为准),加⑥号液1滴观察结果。

(5)结果判断:在白色背景下观察蓝色的深浅

－:浅于阴性或与阴性对照一致。

＋:深于阴性对照,浅于阳性对照。

＋＋:与阳性对照相近。

＋＋＋~＋＋＋＋:明显深于阳性对照。

(6)注意事项

1)试剂置2~8℃保存,用前轻轻摇匀。

2)严格按检测程序操作,所有试剂应加入孔中(垂直加入),避免粘在孔壁上,加样后轻轻摇匀。

3)自来水冲时,水流不能过猛,每次抛干后,在吸水纸上轻轻拍干。

4)室温低于15℃时,显色时间应适当延长,以阳性对照出现明显蓝色而阴性对照孔基本无色为准。

(三)动物实验

1. 血吸虫动物感染和解剖实验(小班示教和操作)　感染实验动物小鼠或家兔。

(1)感染方法

1)小鼠的感染方法:使用0.25%戊巴比妥钠,剂量0.55~0.60ml/只,腹腔注射,待小鼠进入麻醉状态后将其用透明胶带固定在鼠板上,使小鼠腹面向上,随后用电动剃刀剃去上腹部中间处2cm×2cm左右腹毛。用棉签蘸水湿润皮肤。将载有大约30~40条尾蚴的小盖玻片翻转贴于皮肤上,30分钟后用镊子取下盖玻片。

2)家兔的感染方法:将将家兔四肢绑在固定板上,腹部朝上。剃去腹毛5cm×5cm,用棉签蘸水湿润皮肤。将载有大约500条尾蚴的盖玻片翻转贴于皮肤上,滴加清水数滴使皮肤湿润,30分钟后用镊子取下盖玻片。观察局部皮肤有无红斑和丘疹——尾蚴性皮炎。

(2)解剖观察:将感染血吸虫尾蚴50天左右的小鼠或家兔处死,小鼠用颈椎脱臼法处死,家兔用空气栓塞法处死,剖开腹腔后注意观察记录下列内容:

1)有无腹水?

2)肝脏有何变化?

3)肠壁有何变化?

4)在何处找到血吸虫成虫?

5)是否有异位损害现象?

6)肠组织压片法检查:每人取米粒大小的直肠黏膜组织,置于两张载玻片间,压片,显微镜下检查。可见虫卵如何排列? 见到什么时期的虫卵?

(3)制作和观察病理切片标本:取病鼠或病兔的肝脏和结肠组织做石蜡切片,观察肝脏和结肠壁的病理改变。

(4)注意事项:感染动物时操作要小心,避免皮肤接触感染,用过的镊子、盖玻片和器皿要消毒。

(四) 作业

1. 标注成虫基本形态图。

2. 绘虫卵形态图。

3. 写出解剖动物(鼠或兔)实验报告。

4. 写出快速 ELISA 法检测日本血吸虫感染的实验报告。

【病例】

病 例 一

男,14 岁,学生,湖南省益阳人。

患者 2004 年 7 月中下旬在血吸虫病流行区游泳后,出现红色皮疹,自感瘙痒,约 2 小时后消失,半个月后出现发热畏寒,体温达 40℃,头痛、咳嗽、全身乏力,时有上腹痛、呈间歇性。当地医生给青霉素等抗感染治疗,疗效不满意。患者精神较差,发热两天后开始腹泻黄色水样大便,3～4 次/日,稍有里急后重。

患者因症状加重来医院住院诊断治疗,B 超显示肝实质光点增粗,脾脏肿大。直肠黏膜镜检发现大量近远期变性血吸虫卵(患者以往曾多次接触疫水)。诊断为急性血吸虫病后即给吡喹酮治疗,按 60mg/kg,总量 2200mg,一日疗法,分三次服用。同时护肝等辅助治疗,半个月后患者症状消失,出院疗养。

问题:

1. 该患者是如何感染血吸虫病的? 试述血吸虫病的感染途径和感染方式?

2. 急性血吸虫病有何特点?

病 例 二

男,59 岁,公务员,湖南省长沙市人。

患者 2001 年 5 月开始头昏,双下肢乏力,腹痛、腹胀,大便夹有血丝,症状加重。2005 年 5 月再次入院诊断治疗。B 超结果显示肝实质光点增粗,粪便检查发现血吸虫死卵。血清学检查 ELISA 阳性,诊断为慢性血吸虫病。既往史:4 年前曾有类似症状,在服中草药对症护肝治疗后,服吡喹酮药物 60mg/kg,连服 3 日,出院后一般情况好,能胜任日常工作。

此次住院后医生给予护肝、对症治疗及吡喹酮片剂治疗。患者头昏乏力等消失,精神尚可。大便恢复正常,未查到日本血吸虫虫卵,出院疗养。

问题:

1. 在血吸虫流行区或曾到流行区出差旅游的人,发现腹痛、腹胀、大便夹有血丝,同时 B 超结果显示肝脏不正常的就诊病人,应如何询问病史? 考虑其患什么病? 需要做哪些检查?

2. 慢性血吸虫病有何特点?

病 例 三

女,农民,湖南省岳阳人。

患者为洞庭湖区农民,经常到洞庭湖作业接触疫水。5 年前,无明显诱因感上腹饱胀,食欲缺乏,四肢乏力,中药治疗一月余腹胀感轻,后间隔腹胀但没有引起患者重视。三月前症状开始加重,牙龈出血,晨起口中带血,同时感觉全身低热。大便 3～4 次/日,稀黄色,到医院检查。B 超显示肝实质光点增粗,肝纤维化,肝硬化。CT 诊断肝实质弥漫性病变,脾Ⅰ度肿大。患者中度腹水、脾亢、食道静脉中度曲张。肝功能检查蛋白倒置。血吸虫检验项目,血清 ELISA 阳性。大便检查发现血吸虫卵。

诊断为血吸虫肝硬化门脉高压症,有外科手术切脾指征。手术后,预防感染、护肝及对症治疗,同时吡喹酮治疗。一月余后自觉症状消失,精神较好。出院后在家继续护肝治疗。

问题:

1. 来自血吸虫病流行区的腹水、脾亢、食道静脉曲张病人就诊时应如何问诊及做什么诊断性检查?

2. 晚期血吸虫病有何特点?

【复习思考题】

1. 根据实验动物(兔)感染解剖结果,理解日本血吸虫对宿主可造成什么损害。

2. 区别血吸虫的死卵和活卵有何意义?

3. 从生活史过程比较日本血吸虫与其他吸虫的感染方式和感染途径有何不同?

4. 日本血吸虫成虫寄生在终宿主的门脉-肠系膜静脉系统,为何在粪便中可查到虫卵?

5. 试述血吸虫虫卵肉芽肿的形成对机体的利弊关系。

6. 试述血吸虫虫卵肉芽肿的形成机制。

7. 试述日本血吸虫病的主要诊断方法及其优缺点。

8. 日本血吸虫的防治措施与其他吸虫比较有何不同? 为什么?

9. 常见的人畜共患的吸虫病有哪些? 各有哪些常见的保虫宿主?

【参考资料】

(一) 实验技术或方法

1. 虫卵分离方法   以 1500～2000 条日本血吸虫尾蚴感染家兔。感染后 42 天将家兔处死,取出肝脏,冲洗。除去成虫,把肝脏剪成小块,除去结缔组织,血管等。放入组织捣碎机内,加 1%～2% 盐水,用 12 000 转/分的速度捣碎,每次 3 分钟,间歇 5 分钟,通常捣碎 3～4 次即可。

将捣碎的肝组织悬液加 1000ml 0.9% 盐水调匀,用 80～120 目的铜筛过滤,去渣将滤液分别盛装在尖底离心管内,1500 转/分离心 3 分钟。此时管内分三层,上层是清液,中层为肝组织碎片,下层为金黄色的虫卵和肝组织的混合物。吸去中、上层,将各管底层沉淀物加盐水制成悬液,然后合并,如此反复离心沉淀,除去中上层,最后获得较纯净的虫卵。

2. 吖啶橙染色法(死卵与活卵的染色鉴别法)

(1)原理:用吖啶橙处理后的生物标本,在荧光显微镜下含 DNA 的成分发出绿色荧光,含 RNA 的成分发出红色荧光。因此,血吸虫卵经吖啶橙处理后,初产期虫卵和空泡期虫卵因含丰富的 RNA,故卵内呈现粗细不等的红色荧光亮点。之后虫胚逐渐发育 DNA 迅速增加,分布在虫胚四周,形成黄绿色荧光的胚团。虫卵内毛蚴发育成熟后,含丰富 RNA 的顶腺发出明亮的橙红色荧光,而生殖细胞和神经中枢发绿色荧光,整个虫卵呈红绿相嵌的荧光色彩。虫卵死亡后,核酸逐渐分解,橙红色或绿色的特异荧光也相继消失。因此用吖啶橙染色法可以鉴别死卵与活卵,根据虫卵的死活可以判断人体内是否有活虫。

(2)方法:将带有血吸虫卵的肠黏膜(或其他组织)碎片置康氏管内,加入 0.5～1.0ml 1:10 000吖啶橙溶液,摇荡,置 37℃温箱内染色 2 小时,用 pH 7.4 PBS 洗涤两次。将组织碎片置载玻片上,覆以盖玻片,在荧光显微镜下检查。

(3)结果:活卵呈橙红色或红绿相嵌的荧光。死卵无橙红色荧光亮点,或因吖啶橙不着色而使虫卵呈黄色自发荧光。

3. 荧光显微技术在寄生虫学方面的应用 几乎所有寄生虫(包括原虫、蠕虫等)都可用荧光显微技术进行研究。例如,抗原抗体反应在组织和细胞的定位研究,追踪寄生虫在人体的转移过程,形态变化和寄生虫病发病机制等。还可利用荧光抗体的免疫学特性研究抗体对寄生虫虫体作用部位及宿主抵抗寄生虫侵袭的免疫反应机制等。

免疫荧光法可检出特异性抗体或抗原。此法敏感性高,特异性同其他血清学方法类似。现在较常用于血吸虫病,丝虫病和疟疾的研究和诊断。

4. 血吸虫病诊断方法

(1)病原学诊断:病原学诊断是确诊血吸虫病的依据,但对轻度感染者和晚期病人,由于粪便中虫卵数少,病原学检查常常会发生漏检。常用的方法有:

1)粪便直接涂片法:适用于重感染病人和急性感染者。

2)尼龙袋集卵法:适用于大规模普查。

3)毛蚴孵化法:由于此法可采用较多的粪便沉渣,因此发现毛蚴的机会较直接涂片法发现虫卵的机会大。

4)定量透明法:常用的是改良加藤法。此法可用于测定人群的感染度和考核防治效果。

5)直肠镜活组织检查:可用于慢性特别是晚期血吸虫病患者。

(2)免疫学诊断:常用于临床辅助诊断和流行病学调查。

1)检测抗体:由于血清抗体在病人治愈后仍能存在较长的时间,因此检测抗体的方法不能区分是现症感染还是既往感染。常用的方法有环卵沉淀试验(COPT)、间接血凝试验(IHA)、酶联免疫吸附试验(ELISA)、免疫印迹技术(immunoblotting)、间接荧光抗体试验(IFAT)、胶乳凝集试验(latex agglutination test,LA)和快速试纸法(dipstick assay),其中COPT、IHA、ELISA 和 dipstick assay 具有操作简单、出结果快和经济等优点,适合现场查病时使用。

2)检测循环抗原:宿主体液中的循环抗原是由活虫产生的,感染一旦终止,宿主体液中的循环抗原也会很快消失,因此检测循环抗原无论在诊断上,还是在考核疗效方面都具有重要意义。在感染血吸虫的宿主体液内可检出 3 种血吸虫循环抗原,即肠相关抗原(gut-associated antigens,GAA)、膜相关抗原(membrane-associated antigens,MAA)和可溶性虫卵抗原(SEA)。通常在感染后约 1～4 周,GAA 最先在血清中出现,然后是 MAA,最后是 SEA。由于循环抗原在体液中的含量通常很低,因此一般方法难以检出,但随着单克隆抗体技术的发展,血吸虫循环抗原检测技术也不断得到改进。目前检测循环抗原的技术基本上类同于检测抗体的酶联免疫吸附试验,只是用单克隆抗体代替抗原包被反应板。初步评估认为,对慢性轻度感染者,检测循环抗原方法的敏感性为 60%～81%,治愈 1 年后 90%患者的循环抗原转阴。诊断效果有待于进一步研究提高。

(二)组织内各期血吸虫卵的形态特点

由于虫卵发育的程度和虫卵死亡时间的不同,沉积在肠黏膜和其他组织内的虫卵可有不同性状。通常可分为活卵，近期变性卵和死卵。

1. **活卵**　淡黄色，毛蚴轮廓清楚，壳薄、胚胎清楚。

2. **近期变性卵**　黄色带灰白或黄褐色，毛蚴萎缩成块状，壳稍厚但均匀，胚膜尚清楚。

3. **死卵**　灰白色至黑色，内容物模糊或成块状裂开、壳厚而不平整，甚或破裂。

（何　蔼）

第四部分　绦　虫

实验十二　曼氏迭宫绦虫

【实验目的和要求】

1. 掌握裂头蚴(sparganum)的形态结构特征。

2. 通过解剖青蛙,了解当地青蛙感染裂头蚴的情况及掌握蛙肉裂头蚴的检查方法,为临床人体裂头蚴病(sparganosis mansoni)的实验诊断奠定基础。

3. 了解曼氏迭宫绦虫(*Spirometra mansoni*)生活史中各期形态及中间宿主,加深理解其生活史、致病过程及其危害。

【实验内容与方法】

(一)标本观察

1. 成虫(adult worm)

(1)液浸标本(示教):注意观察虫体大小和外观特征。虫体扁平、带状、分节,长60～100cm,头节成指状,链体前窄后宽,约1000个节片,所有节片均宽大于长。

(2)头节(scolex)染色标本(示教):在解剖镜下观察成虫头节的结构特点。头节呈指状,背腹面各有一条纵行的吸槽。

(3)成节(mature proglottid)染色标本(示教):成节(图4-1)宽大于长,子宫呈螺旋状盘曲,紧密重叠盘曲,似金字塔状;睾丸呈小泡状,卵巢分两叶。

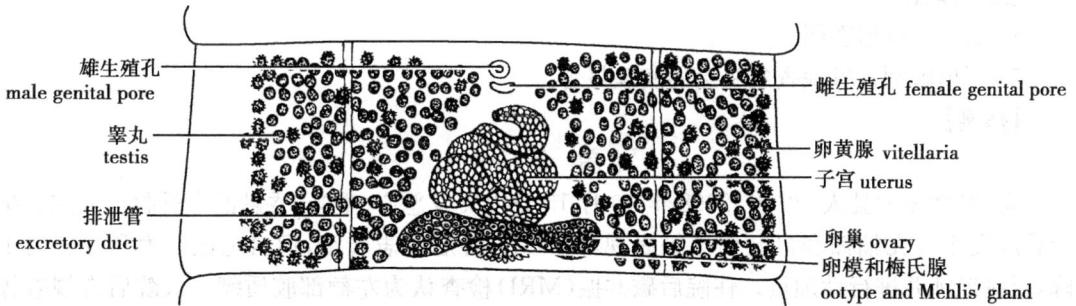

图 4-1　曼氏迭宫绦虫成节

Fig. 4-1　Mature proglottid of *Spirometra mansoni*

2. 中间宿主和幼虫(intermediate hosts and larvae)(示教)

(1)剑水蚤(copepod)固定染色标本:体细长,约1～3mm,头胸部呈卵圆形,占体大部分。第一触角大。腹部细长,呈圆梭形,尾叉各有1簇尾毛。

(2)原尾蚴(procercoid)染色标本:长椭圆形,260μm×100μm,前端略凹,后端有小尾球,内有6个小钩。体表具有小刺的角质膜,体内为疏松组织,充满富含颗粒物的液体,并有散在折光性强的石灰小体。

(3)裂头蚴(sparganum)染色标本或活体标本:裂头蚴长带形,长约300mm,宽约0.7mm,头部膨大,末端钝圆,体前端无吸槽,中央有一明显的凹陷,与成虫头节相似,虫体不分节,但具横皱褶。活虫乳白色,蠕动力强。

3. 虫卵(egg)(示教)

(1)虫卵固定标本:从大小、形态、颜色、卵壳结构和内含物等方面观察。

虫卵(图 4-2)呈椭圆形,两端稍尖,中等大小,平均为 (52~76)μm×(31~44)μm,浅灰褐色,卵壳较薄,一端有卵盖,内有一个卵细胞和多个卵黄细胞。

(2)虫卵扫描电镜照片(示教)。

(二)动物实验

解剖青蛙检查裂头蚴(examination for sparganum in frog flesh)(小组操作)。

1. 实验材料　青蛙、解剖板、小锥、镊子、剪刀等。

2. 实验方法　用小锥从枕骨大孔刺入,处死青蛙。使蛙腹面朝上,固定四肢,剪开腹部皮肤,剥去外皮,在肌束间寻找裂头蚴。

3. 实验结果　找见裂头蚴,肉眼观察其形态,颜色和活力。

4. 注意事项　操作中注意不得污染操作台及操作者,以免造成环境污染及引起感染;实验结束后对青蛙尸体和实验器械分别在沸水中煮 30 分钟后,清洗器械并高压灭菌消毒,并将青蛙尸体送焚烧炉处理。

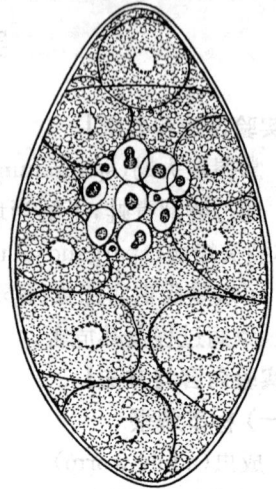

图 4-2　曼氏迭宫绦虫虫卵
Fig. 4-2　Egg of *Spirometra mansoni*

5. 分析　①青蛙是如何感染曼氏迭宫绦虫? ②人体感染裂头蚴有哪些途径和方式?

(三)作业

1. 绘裂头蚴形态图。

2. 写出解剖青蛙检查裂头蚴的实验报告。

【病例】

病 例 一

女,安徽无为县人,22 岁,2008 年 10 月 15 日以突发恶心、呕吐、昏厥的主诉收住入院。患者昏厥发生时无抽搐和口吐白沫等表现,约 30 分钟后神志转清,但自觉记忆力和理解力下降,反应迟钝并进行性加重。住院后磁共振(MRI)检查认为左额部胶质瘤。入院后常规查体未发现异常,实验室检查(血、尿、肝功、肾功、脑脊液)均为阴性,头颅磁共振(MRI)增强扫描显示左侧顶枕叶白质内有不规则条状、结节状和环形强化灶,边界清晰,右侧额叶另见片状强化区。矢状面增强扫描示左侧胼胝体及顶枕叶内见不规则串状或扭曲条索状强化影,提示脑裂头蚴病可能。询问患者得知平素喜食蛙肉烧烤。随之中国疾病预防控制中心寄生虫病预防控制所查患者血清为曼氏迭宫绦虫裂头蚴抗体阳性。根据患者流行病学史、临床表现、实验室和影像学检查以及血清学检查,确诊为脑裂头蚴病。予以阿苯达唑驱虫治疗,第 1 天口服200mg/d,2 次/天,4 天内逐渐增加至 1200mg/d,维持剂量。10 天一个疗程,连续治疗 3 个疗程,总剂量分别为 9600mg、12 000mg 和 12 000mg,每日最大剂量不超过 1200mg。首个疗程合用甘露醇、地塞米松和神经节苷脂。患者 1 周后病情开始好转,自述记忆力和理解力较入院时有明显改善,3个疗程结束后,神经系统症状完全缓解,于2008年12月初出院。随访一年,患者无复发。

问题:

1. 如果该患者感染曼氏裂头蚴病是因为食入半生不熟的蛙肉所致,那么在蛙体内含有曼氏迭宫绦虫的哪个阶段? 这些动物是曼氏迭宫绦虫的什么宿主?

2. 人体感染曼氏裂头蚴病可能有哪些方式?

3. 就诊断和治疗而言,该病例报道对你有哪些启发?

病 例 二

男,18岁,福建建阳市人。2001年11月20日左面颊长出一核桃大的痈疖,按乡村医生需用单方活青蛙肉敷贴才能治愈的意见,特捕捉一只拇指大的小青蛙,去除内脏后,直接敷贴在病灶部位5～6小时,不久,痈疖消失,自认为治愈。但2～3天后又在原部位长出一个食指大的肿块,不痛、不痒、不红,与原痈疖的红、肿、热、痛不同。10天后肿至茶杯大,先后到武夷山、建阳、南平、将口和福州等10多家大小医院就诊,诊断为毛囊炎、血管性水肿等,前后用先锋霉素、氯霉素、甲硝唑、地塞咪松和中草药等口服、注射与敷贴,均不见好转,而且肿块还从面颊游走至左眼睑上方内外侧各1个。

2002年3月26日,患者转至福建省寄生虫病防治研究所就诊。经检查,左眼睑上方两侧各有一个肿块,内侧肿块鸡蛋大、质硬、边界不清楚,外侧肿块仅拇指大、质地软,系3小时前出现。根据肿块性质和游走特性,以及4个月前病灶部位曾用活蛙肉敷贴,临床诊断为曼氏迭宫绦虫裂头蚴感染,建议立即对新出现的肿块予以手术切除取种鉴定确诊。当天下午手术切开肿块,取出一条长0.7cm、宽0.2cm,能不断伸缩活动的裂头蚴。为清除患者体内可能还有的裂头蚴,术后加用吡喹酮杀虫治疗,总剂量为75mg/kg,tid×4d。以后,肿块消失,且未再出现,证明已治愈。

问题:

1. 简述本病例患者感染裂头蚴与敷贴蛙肉之间的关系。

2. 如何预防裂头蚴病?

病 例 三

女,24岁,江西玉山县人,外出打工者。2009年11月自查乳房有一约分币大小的肿块,11月15日在浙江诸暨市红十字医院妇科检查,患者主诉右侧乳房局部偶有胀痛感,无发热、无皮下游走性移行包块。血常规:白细胞$5.7×10^9$/L,中性粒细胞53.2%,血红蛋白133.0%,血小板$176×10^9$/L,嗜酸粒细胞17%(↑),粪检未见寄生虫或卵。初诊为乳房小叶增生,医嘱服"乳消肿"中药治疗3周,肿块未见消退。2010年2月1日在玉山县医院诊断疑为乳房肿瘤,试服抗肿瘤中药治疗3周,肿块仍未消退,医生建议外科手术。3月4日在江西上饶市人民医院进行普外科手术,从乳房肿块病灶内取出2条灰白色、自然卷曲、能蠕动、具横皱纹、无明显分节的长约1cm、直径约0.2cm的活虫体,送至上海市瑞金医院病理科切片镜检为绦虫。患者于3月19日将切片送中国疾病预防控制中心寄生虫病预防控制所进一步鉴定虫体,镜检见7～8个长条形的虫体断面,虫体表皮呈花边样,实质组织疏松,内部无消化道结构,未见虫体头节与生殖器,皮下肌层见少而纤细的环肌和成簇排列的纵肌,同时在实质组织中见4～5个呈同心圆样的石灰小体。根据虫体外观形态与虫体组织切片特征鉴定为曼氏裂头蚴。

询问患者流行病史,患者14年前曾食生炒蛇肉1次,近2年在农村曾食剥皮生炒蛙肉3

次,曾在河中摸过螺蛳。无饮河塘生水史和河塘游泳史,无食生或半生猪、鸡肉史。

手术后,血检裂头蚴抗体阳性。于 3 月 25 日在瑞金医院感染科进行驱虫治疗,服用吡喹酮总剂量 8200mg,前 4 天 600mg/次,3 次/天,第 5 天早餐后服 600mg,午餐后服 400mg,同时服用泼尼松 5mg/次,2 次/天。另服奥克 5 天保护胃黏膜,治疗结束后观察 3 天,患者无不适,于 4 月 3 日痊愈出院。至今随访 2 年无体征。

问题:

1. 本例患者可能是通过什么方式和途径感染裂头蚴? 有无同时出现曼氏迭宫绦虫病的可能?

2. 人如果患有曼氏迭宫绦虫病,感染的方式和途径是什么?

【复习思考题】

1. 人体感染裂头蚴病的途径与方式有哪些? 人分别充当什么宿主?

2. 裂头蚴病的主要病理改变是什么? 有哪些临床类型?

3. 曼氏迭宫绦虫的感染期是什么? 不同的感染期能引起哪些疾病?

4. 如何诊断曼氏迭宫绦虫病及裂头蚴病?

5. 简述曼氏迭宫绦虫的生活史。

实验十三　带绦虫——链状带绦虫(猪带绦虫)、肥胖带绦虫(牛带绦虫)

【实验目的和要求】

1. 掌握猪带绦虫(*Taenia solium*)、牛带绦虫(*Taenia saginata*)的成虫、头节、成节和孕节的区别要点,及猪囊尾蚴和带绦虫(*Taenia*)卵的形态特征,为绦虫病(taeniasis)和囊虫病(cysticercosis)的病原学诊断奠定基础。

2. 了解猪囊尾蚴在中间宿主的寄生情况,结合病理标本联系生活史过程、理解致病和危害。

【实验内容】

(一)标本观察

1. 成虫(adult worms)

(1)链状绦虫(猪带绦虫)成虫浸液标本(示教):肉眼观察,注意虫体大小、外观、颜色、透明度。虫体扁平,带状分节,乳白色,较薄,半透明。头节圆球形膨大,颈部细,链体前窄后宽。

(2)肥胖带绦虫(牛带绦虫)成虫浸液标本(示教):肉眼观察,并注意与链状带绦虫的异同。虫体似猪带绦虫,但较肥厚,不透明。

(3)猪带绦虫头节(scolex)染色标本(示教与操作):低倍镜下观察外形、吸盘、小钩的分布和特点。猪带绦虫头节(图 4-3)呈圆球形,具有四个吸盘,顶突上有两圈小钩,大小相间排列。

(4)牛带绦虫头节染色标本(示教):低倍镜下观察,并与猪带绦虫头节比较。牛带绦虫头节(图 4-4)呈近方形,有四个吸盘,无顶突和小钩。

(5)猪带绦虫成节(mature proglottid)染色标本(示教与操作):先肉眼观察节片外形、节片内生殖器官的分布及特点,然后在放大镜或解剖镜下详细观察节片内睾丸、卵巢、子宫等结构特点。

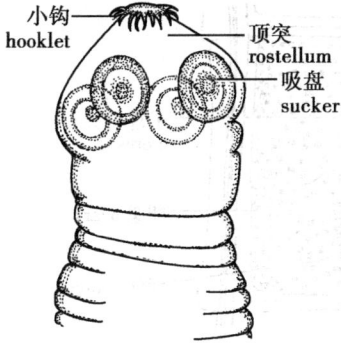

图 4-3　猪带绦虫头节

Fig. 4-3　Scolex of *Taenia solium*

图 4-4　牛带绦虫头节

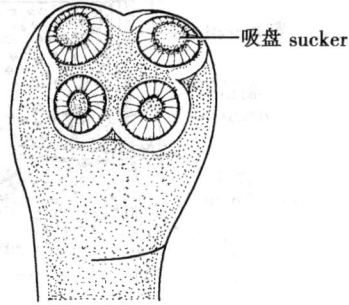

Fig. 4-4　Scolex of *Taenia saginata*

成节(图 4-5)近方形,睾丸滤泡状,子宫呈管状,居节片中央,卵巢居节片后 1/3 中央,两大叶中夹一较小的副叶(中央小叶),共三叶。

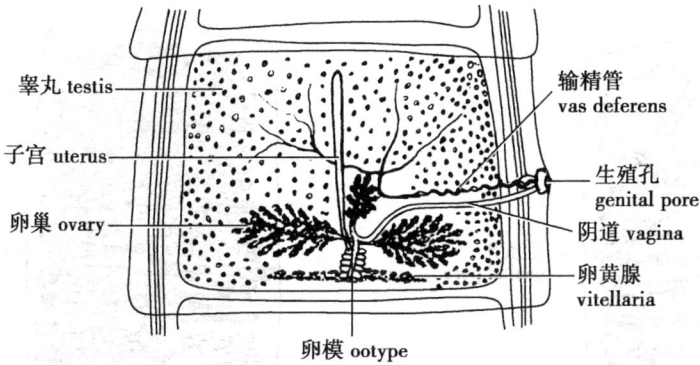

图 4-5　猪带绦虫成节

Fig. 4-5　Mature proglottid of *Taenia solium*

(6)牛带绦虫成节染色标本(示教与操作):注意与猪带绦虫成节的区别。成节(图 4-6)与猪带绦虫成节相似,主要区别在于牛带绦虫成节卵巢分两叶。

(7)猪带绦虫孕节(gravid proglottid)墨汁染色标本(示教与操作):肉眼观察节片(图 4-7)外形、节片内子宫的分布及分支数目,必要时可用放大镜或解剖镜详细观察并计数子宫分支数。

(8)牛带绦虫孕节墨汁染色标本(示教与操作):两种带绦虫孕节呈长方形,子宫已分支,从主干基部计算每侧分支数。孕节两侧的分支数是鉴别两种绦虫的重要依据,通常猪带绦虫孕节子宫分支排列不整齐,每侧子宫侧分支数为 7~13 支,见图 4-7;牛带绦虫孕节子宫分支排列较整齐,每侧子宫侧分支数为 15~30 支(图 4-8)。

2. 幼虫(larvae)

(1)猪带绦虫囊尾蚴(cysticercus cellulosae)浸液标本(示教):肉眼观察采自"米猪肉"的猪带绦虫囊尾蚴,注意其形态、大小、颜色、囊内结构及囊液色泽。

(2)牛带绦虫囊尾蚴(cysticercus bovis)浸液标本(示教):标本从病牛肌肉组织剥离。两种囊尾蚴均呈圆形或椭圆形,乳白色,半透明,黄豆大小。囊内充满清亮的液体,壁上

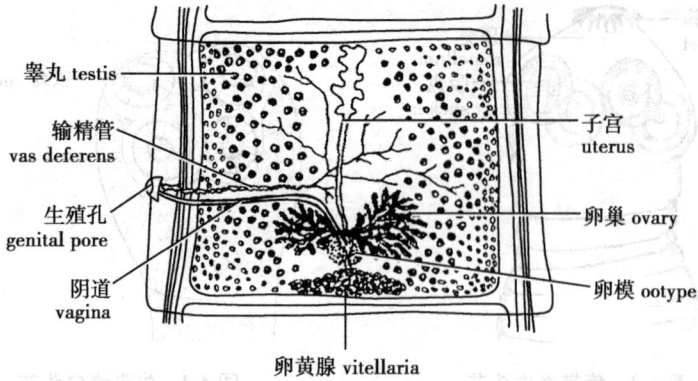

图 4-6 牛带绦虫成节

Fig. 4-6　Mature proglottid of *Taenia saginata*

有一米粒大小的白点,此为内陷的幼虫头节,肉眼不能区分是猪带绦虫囊尾蚴还是牛带绦虫囊尾蚴。

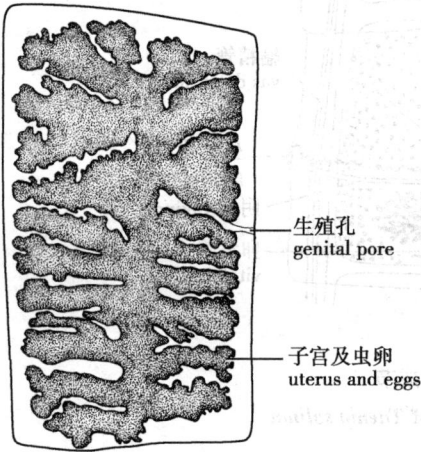

图 4-7　猪带绦虫孕节

Fig. 4-7　Gravid proglottid of *Taenia solium*

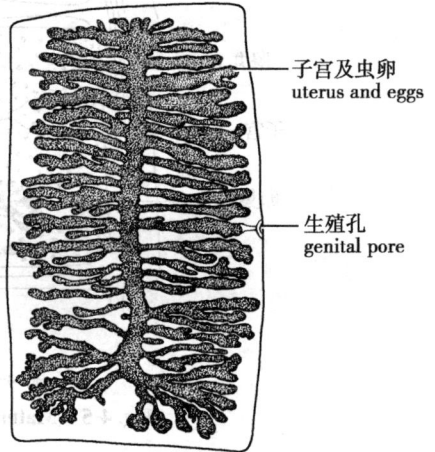

图 4-8　牛带绦虫孕节

Fig. 4-8　Gravid proglottid of *Taenia saginata*

　　(3)猪带绦虫囊尾蚴染色标本(示教与操作):先肉眼观察用卡红染色的已经翻出头节的猪带绦虫囊尾蚴标本(图 4-9),然后在低倍镜下仔细观察其头节结构。

　　(4)牛带绦虫囊尾蚴染色标本(示教与操作):两种囊尾蚴头节与相应的成虫头节结构相似,注意两种囊尾蚴头节的镜下区别(图 4-10)。

　　3. 虫卵(egg)固定标本(操作)　先在低倍镜下寻找,发现圆形、褐色虫卵,再转高倍镜下仔细观察。带绦虫卵[图 4-11、附图 3(7)]呈球形或近球形,直径 31～43μm,卵壳甚薄,多已缺失。镜下所见虫卵无卵壳,外有很厚的胚膜,棕黄色,具有放射状条纹,内有六钩蚴,新鲜卵的六钩蚴可见 6 个关刀状小钩。两种带绦虫卵形态相似,光镜下无法区分。

　　4. 病理标本

　　(1)猪囊尾蚴寄生于心肌内的大体标本(示教):在心脏表面可见豆状的囊尾蚴寄生。

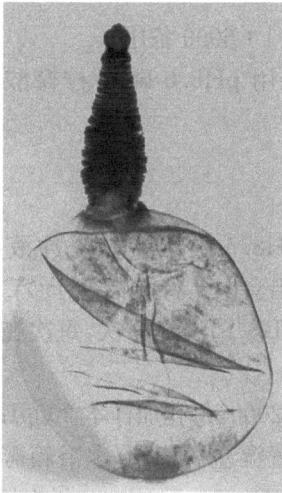

图 4-9　猪带绦虫囊尾蚴
Fig. 4-9　Cysticercus cellulosae

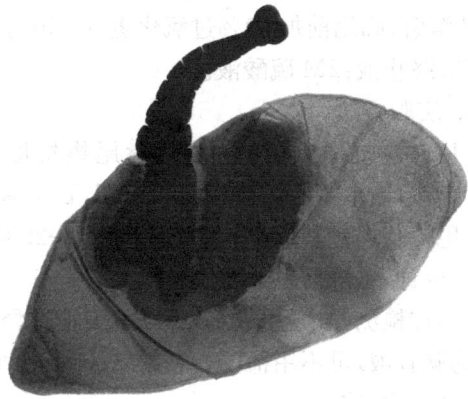

图 4-10　牛带绦虫囊尾蚴
Fig. 4-10　Cysticercus bovis

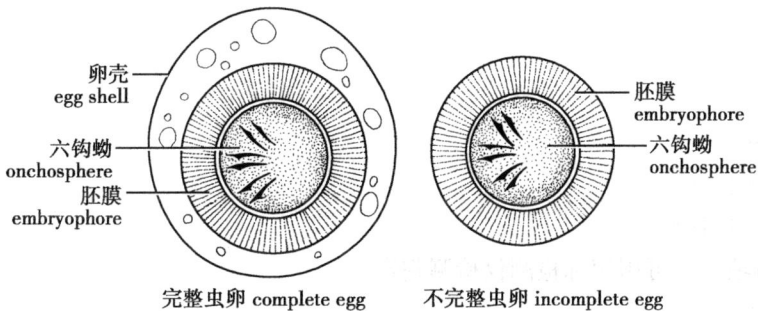

卵壳 egg shell

六钩蚴 onchosphere

胚膜 embryophore

胚膜 embryophore

六钩蚴 onchosphere

完整虫卵 complete egg　　　不完整虫卵 incomplete egg

图 4-11　带绦虫虫卵
Fig. 4-11　Taenia egg

(2)猪囊尾蚴寄生于猪脑组织的大体标本(示教)：在脑表面可见豆状的囊尾蚴，或在断层可见囊尾蚴寄生形成的囊腔，甚至可见位于囊壁的囊尾蚴头节。

(3)猪囊尾蚴寄生于猪的肌肉组织内：在肌纤维间可见到豆状大小的白色小泡囊，内含一个乳白色点状的头节。

(二) 实验操作

猪囊尾蚴液抗原的制备及酶联免疫吸附试验(ELISA)诊断囊虫病。

1. 囊尾蚴囊液抗原的制备

(1)粗制抗原的制备：将新鲜猪肉内的囊尾蚴完整剥离，用注射器无菌抽出囊液，低温高速(10 000rpm)离心 1 小时，取上清液即为粗抗原。实验时，用 751 型紫外分光光度计测定蛋白质含量，用 pH7.6 的 0.05mol/L Tris-HCL 缓冲液冲洗稀释，使其蛋白质含量为0.2g/L。

(2)抗原的纯化：将囊液粗抗原经 SephadexG-150 柱层析后，用 280mm 波长测其 OD 值，呈驼峰曲线(751 型紫外分光光度计)，第一驼峰组段为提纯抗原。

2. 实验试剂制备

(1)酶结合物:用辣根过氧化物酶标记马抗人 IgG,稀释到 1∶6000 备用。

(2)底物:测定时临时配制。取邻苯二胺(OPD)40mg,用 pH5.0 磷酸-柠檬酸缓冲液 100ml 溶解,临用前加 30% 过氧化氢 0.15ml。

(3)终止液:2M 硫酸液。

3. 实验方法

(1)包被抗原:将纯化的猪囊尾蚴抗原用 0.1mol/L pH8.5 的碳酸盐缓冲液稀释至 1∶1000,包被聚苯乙烯板,每孔 200μl,置于有两层湿纱布的铝盒内。将此铝盒于 4℃冰箱过夜后,甩掉孔内包被液,用 pH7.6 的吐温-20 磷酸盐缓冲液(PBS-T)洗涤 3 次,每次在室温下放置 3 分钟,水洗后甩干备用。

(2)加检测样本:用 pH7.2 PBS-T 液稀释被检血清为 1∶2000,每孔加样本 200μl;若被检样本为脑脊液,可不用稀释,直接加 200μl 脑脊液。加样后,置湿盒内,37℃水浴箱孵育 1 小时,水洗 3 次,控干。

(3)加酶结合物:将酶结合物用 PBS-T 稀释至 1∶6000,每孔加 200μl,室温放置 15 分钟(用黑纸遮光),每孔滴加 2mol/L 硫酸 50μl,终止反应。

(4)结果判定:根据显色深浅目测。

无色:—

微黄色:±

浅黄色:+

黄色:++

棕黄色:+++

棕褐色:++++

4. 注意事项 也可用酶标检测仪检测判定。

(三)作业

1. 绘带绦虫卵形态图。

2. 标注两种带绦虫头节、成节、孕节及囊尾蚴结构图。

3. 用简图描述猪带绦虫的生活史,总结与致病、诊断和预防有关的生活史要点。联系生活史简述其致病和诊断。

4. 写出猪囊尾蚴液抗原的制备及酶联免疫吸附试验(ELISA)诊断囊虫病实验报告。

【病例】

病 例 一

男,22 岁,汉族,学生,贵州湄潭人。因脐周持续性钝痛,食欲缺乏两个月,粪便中有白色片状物而就诊。粪便检查见大量带绦虫卵。白色片状物为乳白色,薄而略透明,子宫分支排列不整齐,分支数为 7～13 支。体格检查:全身未触及皮下结节。结合病史,患者曾在云南大理旅游期间吃"生皮"近 1 月,诊断为猪带绦虫病。给予槟榔南瓜子进行驱虫治疗,排出一条完整虫体,长约 4 m,乳白色,节片较薄,半透明。其头节近似球形,直径 1 mm,有 4 个吸盘,顶端有顶突,其上有小钩。

半年后,患者又因颈部、右壁、前胸及左腰部皮下结节,以"囊虫病"再次住院。左腰部皮下结节活检:半透明囊状物,直径 0.5cm。病理诊断为囊虫病。血常规:嗜酸性粒细胞为 0.04,头颅 CT 及眼科检查无异常。诊断为皮下肌肉囊虫病。给予吡喹酮 0.5g,tid,3 天,2～3 个月服第二疗程。经治疗后皮下结节消失。

综上所述,最后诊断为猪带绦虫病合并皮下肌肉囊虫病。

问题:

1. 该患者目前患的囊虫病与半年前患的绦虫病有无关系？什么关系？

2. 本病例给我们的启示有哪些？

病　例　二

患儿,男,7岁,汉族,于 2010 年 2 月 21 日因"舌体左侧肿物"来兰州大学第一医院口腔颌面外科就诊。患儿于 5 年前发现舌体左侧出现类圆形渐大性包块,无疼痛,无出血及破溃史。查体,全身皮肤未触及包块及结节样物;舌体活动自如,舌体左侧缘有一大小约 2cm×2cm×2cm 类圆形肿物,色泽同周围组织,质地较硬,无活动,边界明显,探触无疼痛及出血。在局部麻醉下行手术治疗,在肿物周围正常组织内切除舌左侧缘包块。术中见肿物为 1 个 1.5cm×1.5cm×2cm 大小的圆形囊性物,包膜完整呈淡黄色。其剖面直径约为 1.2cm,内有淡黄色透明囊液。创口褥式缝合,术后给予青霉素预防感染。创口 7 天拆线,恢复良好。术后病理报告显示,舌黏膜鳞状上皮过度角化,肌层内见 2 个寄生虫虫体,有吸盘样结构存在,并可见纤维组织囊壁,内层玻璃样变性,外层淋巴细胞、嗜酸性粒细胞浸润伴上皮样细胞及多核巨细胞反应;病理诊断为舌体囊虫病。

问题:

1. 人体囊虫病的感染方式有哪些？如何预防？

2. 如何诊断囊虫病？

【复习思考题】

1. 链状带绦虫和肥胖带绦虫的生活史有何异同点？

2. 为什么说链状带绦虫比肥胖带绦虫对人的危害大？

3. 链状带绦虫的感染期有哪些？不同的感染期进入人体,对人的危害有何不同？

4. 牛带绦虫的流行和分布有何特点？

5. 生吃动物肉类能引起哪些寄生虫病？

6. 人体感染囊虫病的方式有哪些？

【参考资料】

猪囊尾蚴(囊虫)因其寄生部位的不同,其形态与大小可分为三种类型:

1. 纤维素型(cysticercus cellulosae)　最常见的类型、寄生于皮下组织、肌肉、脑实质或蛛网膜下腔。直径约 0.5~1cm,呈圆形或卵圆形的无色透明囊泡,内含清亮液体与内凹的头节,后者呈白色点状,位于囊泡内一侧。头节上有 4 个吸盘与两圈小钩为其特性。囊壁分为三层:最外为皮层,系嗜酸性玻璃状薄膜;中间为细胞核层;内为实质层较厚,由细纤维网组成。

2. 葡萄状型(cysticercus racemosus)　较大、直径可达 4~12cm,为圆形或分叶型囊泡,类似葡萄。其主要特征为肉眼看不到头节。此型仅见于人体,而且仅见于人体脑部,常位于颅底的危险部位。

3. 中间型(intermediate form cysticercus)　近年来在人脑中发现了中间型囊虫,体积较大,呈分叶状,长出一至数个囊泡。其特征为可见到头节,位于囊内或部分从囊壁伸出,其形态与大小介于纤维素型与葡萄状型之间。在脑内也常见于颅底。

实验十四　细粒棘球绦虫

【实验目的和要求】

1. 掌握棘球蚴囊壁、囊内结构的形态特征及细粒棘球绦虫（*Echinococcus granulosus*）的生活史要点。

2. 熟悉棘球蚴（hydatid cyst）对人体的致病作用及棘球蚴病的诊断。

3. 了解细粒棘球绦虫成虫、虫卵的形态结构，及棘球蚴病的防治原则和措施。

【实验内容】

（一）标本观察

1. 成虫（adult worms）

（1）成虫液浸标本（示教）：虫体小，仅 2～7mm，乳白色，可见虫体有 4 节结构。

（2）成虫染色标本（示教）：解剖镜或低倍镜下可见虫体（图 4-12）分四节，头节呈梨形，具有顶突和四个吸盘，顶突上有两圈小钩；幼节、成节及孕节均长大于宽；成节内部结构与猪带绦虫相似；孕节子宫具有不规则的分支和侧囊，其内充满虫卵。

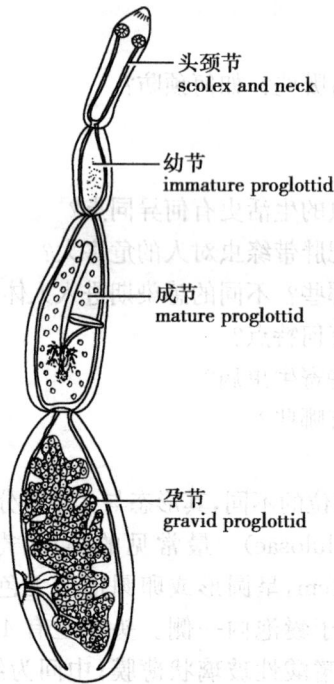

图 4-12　细粒棘球绦虫成虫

Fig. 4-12　Adult worm of *Echinococcus granulosus*

2. 幼虫（larvae）

（1）棘球蚴砂（hydatid sand）（操作）：低倍镜下可见生发囊（brood capsule）及内含的或散落出来的原头蚴（protoscolex）。生发囊呈圆形，是具有一层生发层囊壁的小囊，无角皮层，囊内含有十余个原头蚴。用高倍镜观察原头蚴[图 4-13、附图 4(11)]，可见呈圆形或椭圆形结构，大小约 $170\mu m \times 120\mu m$，体内有 4 个吸盘（重叠时为 2 个），位于较钝的一端，中部有小钩，这是内陷的头节。个别原头蚴头节已经翻出,其吸盘、顶突和小钩清晰可见。

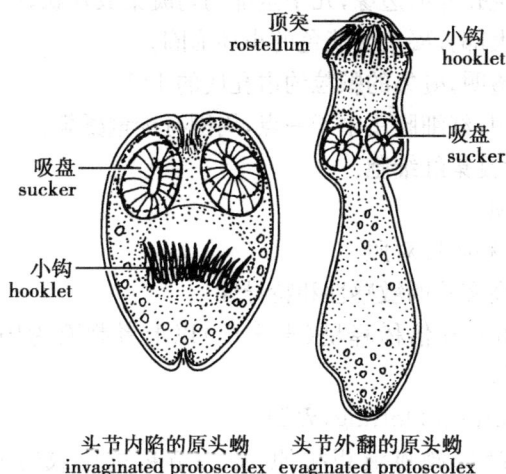

图 4-13 细粒棘球绦虫原头蚴

Fig. 4-13 Protoscolex of *Echinococcus granulosus*

(2)棘球蚴囊壁结构(示教):棘球蚴囊壁病理切片,HE 染色。低倍镜观察可见囊壁分两层,外层较厚为角皮层,无细胞结构,呈多层样结构,染色为粉红色;内层很薄为胚层,有细胞结构,染色为紫蓝色,此层上有与之相连的原头蚴和生发囊。

(3)棘球蚴病理标本(示教):寄生于牛、羊或骆驼肝脏内的棘球蚴为球形的囊状物,剥离完整的棘球蚴囊壁为乳白色,半透明,形似粉皮,厚约 1~2mm,此为角皮层及很薄的胚层。可见内含大小不等的与棘球蚴囊结构相似的囊状物,这是子囊。还能见到囊内的清亮液体,即囊液。剥离不完整的棘球蚴囊壁外有宿主的反应层,呈灰色,为纤维层。

(二)实验操作

1. 间接血凝试验(indirect haemagglutination test,IHA)

(1)抗原的制备:取无菌的棘球蚴囊液,3000rpm 离心 20 分钟,取上清液,用 1∶10 000 的硫柳汞生理盐水按 1∶100 倍稀释后,备用。

(2)羊红细胞的处理

1)羊红细胞的醛化:采集健康绵羊的颈静脉血,加入盛有等量或 1/4 量 Alsever 血球保存液的瓶中,充分混匀后,储存于 4℃冰箱。使用时先离心、去上清液后,用生理盐水洗涤 4~5次,2000rpm 离心 15 分钟,充分去除血球表面的胶体物质,制成压积血球待用。

2)羊红细胞的鞣化和致敏:取醛化的羊红细胞,用 0.15mol/L pH7.2 的 PBS 洗涤两次,并配制成 2.5%的羊红细胞悬液,加等量的 1∶20 000 的鞣酸液,37℃温育 10 分钟,期间不断摇动,用 PBS 洗涤 2 次后配成 10%的羊红细胞悬液,再加等量的抗原,在室温下致敏 15 分钟,弃上液,用 PBS 洗涤 1 次后用 1%的牛血清白蛋白(BSA)配置成 2%的羊红细胞悬液,加 1‰叠氮钠防腐,4℃保存备用或制成冻干制剂。

(3)操作程序:用微量滴管向 V 型或 U 型血凝孔中加 0.25ml 生理盐水;用微量稀释棒取被检血清 0.025ml,置第一孔,往复转动 20 次,从中取出 0.025ml,置第二孔中,依次类推至第十二孔。每孔再加致敏羊红细胞悬液 0.01ml,震荡 1 分钟,然后将血凝板置 37℃温箱中 1 小时或室温 2 小时后观察结果。

(4)判断结果

＋＋＋＋:红细胞围绕孔底的边缘,几乎全部均匀凝集成片状,或出现明显的卷边。

＋＋＋:孔底的边缘大部分凝集成淡色的小环形圈。

＋＋:孔底的边缘较透明,凝集的颗粒约占孔底的1/2。

＋:孔底的边缘较透明,红细胞集中于一点,周围有少量凝集。

－:孔内透明,孔底无凝集红细胞。

(5)临床应用注意事项

1)实验时应设置阳性和阴性对照。

2)采用纯化抗原,提高实验的敏感性和特异性。

3)受检血清以1∶60 000倍稀释呈(＋＋＋)以上者判断为阳性反应;1∶64倍稀释,(＋＋)以下者为阴性结果。

2. 免疫印迹技术(Western blotting,WB)

(1)抗原膜的制备:棘球蚴囊液粗抗原、原头节粗抗原或特异性纯化抗原进行常规 SDS-PAGE凝胶电泳,分离胶浓度为15％,抗原蛋白经过 SDS-PAGE 电泳分离后,再转移到硝酸纤维膜上。经过 Ponceau S 染色后,标记标准分子量位置。将抗原膜用封闭液(3％脱脂奶粉,0.15mol/L NaCl,0.05mol/L Tris-HCl pH7.4,0.02％吐温-20)封闭1小时后将膜裁成2～3mm的膜条备用。此抗原膜条,可加入 PBS 湿滤纸中封于塑料袋中,4℃保存备用。若置低温冰箱中,可以长期保存。

(2)操作程序

1)将抗原膜置于反应槽中,加入用封闭液1∶100稀释的待检血清,每批试验设置阳性、阴性和空白(PBS)对照。室温振摇2小时(4℃可过夜),次日,用封闭液洗4次,每次5分钟。

2)加入工作浓度的辣根过氧化物酶(HRP)标记的抗人 IgG,室温反应2小时,同前洗涤。

3)加入二氨基联苯胺(DAB,棕色)显色至清晰后,蒸馏水终止反应,观察结果并将反应膜干燥保存。

(3)判读结果

1)细粒棘球绦虫棘球蚴特异性反应条带:8kDa、16kDa、20～24kDa(AgB)和 38kDa (Ag5)。

2)多房棘球绦虫棘球蚴特异性反应条带:18kDa(Em18)、54kDa(Em2)和 220kDa (EmAP)。

(三)作业

1. 绘原头蚴结构图。

2. 填充细粒棘球绦虫成虫模式图。

【病例】

病 例 一

女,43岁,世居那曲藏族,农民,主因"下腹部包块伴胀痛不适半年"入院,有牲畜接触史。曾于当地医院诊断为盆腔囊肿,未行治疗。入院时呈痛苦面容,测体温 37.9℃,脉搏 80 次/分,呼吸 20 次/分,血压 110/70mmHg,无皮疹、丘疹等过敏症状,下腹偏右显饱满,压痛,无反跳痛及肌紧张,移动性浊音(－),肠鸣音存在,行腹部超声提示:下腹部 16.0cm×8.0cm× 8.0cm 大小低回声包块,未做包虫皮内试验,考虑为盆腹腔包块性质待查(巨大)卵巢囊肿并蒂扭转,急诊在全麻下行剖腹探查,术中见大网膜区约 16.0cm×10.0cm×10.0cm 大小肿物,有活动度,色苍白,包膜基底完整,部分包膜炎症水肿明显,见不规则裂口,呈囊性,表面未见明显再生血管,手术完整切除肿物连同部分网膜,完整取出标本,手术顺利。术后病理回报:灰白色囊壁组织,质软易碎为细粉皮状。显微镜观:见囊壁的外层为淡粉染物质,内层是细胞性生发层及感染坏死退变的棘球砂,未见生发层。病理诊断:网膜细粒棘球蚴病。

问题:

1. 什么是棘球砂? 包括哪些成分?

2. 包虫病的治疗原则是什么?

病　例　二

女,62岁,因"反复上腹痛,腹胀20余年,加重1周"于2002年1月17日收入院。曾在新疆生活30余年,有犬、羊密切接触史。曾以慢性胃炎给予对症治疗,效果差。查体:T 36℃,P 80次/分,BP 130/80mmHg,发育正常,营养一般。全身皮肤、黏膜无黄染、出血点、瘀斑,无蜘蛛痣,浅表淋巴结不大。腹软,上腹部压痛,无反跳痛,肝肋下未触及,剑突下3cm,质硬,压痛,未触及包块,脾肋下未触。辅助检查:血 WBC 6.6×10^9/L,RBC 5.14×10^{12}/L,Hb 147g/L,PLT 242×10^9/L,LY% 0.277,NENT% 0.640,MXD 0.083。肝功 ALT 11.0U/L,ALB 39.7g/L,A/G 1.4,肝胆B超示:肝两个混合性团块,且紧密相随,界尚清,不规则,性质待定。结论:肝囊腺瘤或囊腺癌。后行肝脏CT平扫示:肝脏表面光滑,肝内结构清晰,肝内见两个圆形囊性低密度影,境界清晰,密度均匀,边缘见蛋壳样钙化,胆囊、脾脏未见异常。结论:肝脏囊性占位性病变,肝包虫可能性大。遂到山东省寄生虫病防治研究所行包虫皮内实验和血清免疫学实验均为阳性,从而明确诊断为肝包虫病。给予阿苯达唑100mg,3次/天,口服化疗3月,患者拒绝其他治疗手段,现症状稳定,上腹痛明显减轻。

问题:

1. 本例患者的病程发展说明包虫病的致病特点有哪些?

2. 若对本例患者在手术前进行普通的彩超下穿刺术以明确诊断,可能会产生哪些后果?

【复习思考题】

1. 人是细粒棘球绦虫的什么宿主? 人是如何感染的?

2. 如何诊断包虫病?

3. 为什么对怀疑包虫病的患者严禁穿刺诊断?

4. 继发性感染与继发性棘球蚴病有何不同?

5. 能引起肝脏损害的寄生虫主要有哪些? 人是如何感染的?

【参考资料】

1. Em18抗原及其血清学诊断价值　多房棘球蚴病(echinococcosis multilocularis),又称泡型包虫病,其危害要比囊型包虫病(cystic echinococcosis)大得多。两种绦虫亲缘关系较近,交叉抗原较多,用血清学实验诊断两种包虫病时交叉反应也较高。同时泡型包虫病在影像学上与肝癌、肝硬化等疾病不易区分。因此寻找特异性诊断抗原用于泡型包虫病的诊断尤为重要。

目前用于两型包虫病鉴别诊断的主要特异性抗原有Em2、Em2$^+$、Em18、Em4与Em10等,其中Em18抗原被认为是一种在鉴别诊断中极具应用价值的特异性诊断抗原。

研究表明,Em18粗抗原是一种具有诊断和鉴别诊断价值的包虫病特异性抗原。但粗抗原是一种复杂的抗原混合物,除包含包虫病的特异性抗原外,还存在着与其他绦虫有交叉反应的共同抗原及宿主的抗原成分。利用Em18粗抗原对两型包虫病人血清、囊虫病病人血清进行 Western blot 检测,结果显示该抗原有较高的敏感性(39.1%~100%)和特异性(74.1%~92.3%),但仍与囊型包虫病存在 10%~20% 的交叉反应,甚至与囊虫病也存在一定的交叉反应。

与粗抗原相比,纯化抗原敏感性(90.9%~95.0%)和特异性(93.8%~95.0%)较高、交叉反应率较低(2.9%~4.3%),但纯化抗原难度大、费时、制备的抗原量低。

与天然 Em18 粗抗原、Em18 纯化抗原相比,人工重组 Em18 抗原(RecEm18)具有敏感性高(87.1%~100.0%)、特异性好(98.3%~100.0%)、交叉反应率低(0.0%~1.12%)、可大量生产等优点。近年来,利用基因工程技术构建重组抗原和人工合成多肽抗原,已经成为泡球蚴病诊断抗原的研究热点。

2. 重组抗原和人工合成多肽抗原　近年来,研究者试图通过基因工程的方法制备融合蛋白或人工合成的肽段作为检测抗原,以提高 ELISA 诊断囊型包虫病的敏感性和特异性,也可以解决抗原标准化的问题。在天然 AgB 的基础上,研究者构建出重组体 rAgB、rAgB1、rAgB2、rAgB8/1 和 rAgB8/2。2012 年高春花等人[1]的研究显示,将 rAgB8/1 和 rAgB8/2 应用于 ELISA 检测囊型包虫病人的血清中,敏感性依次为 67.8% 和 78.2%;特异性依次为 96.0% 和 98.0%。将 EgAgB 基因各亚单位抗原的特异性优势表位组合在一个抗原分子中就有可能弥补因各亚单位表达量差异造成的天然抗原不稳定的缺点,同时可提高 AgB 抗原的诊断效率。江莉等人[2]的研究显示,联合表达抗原 rAgBs(AgB1+AgB2)对细粒棘球蚴病(cystic echinococcosis,CE)血清的敏感性为 84.4% 特异性为 80.5%,表明联合表达抗原 rAgBs 对 CE 血清的诊断价值优于单基因表达的 AgB1 或 AgB2 抗原。这些研究显示某些重组的 AgB 具有良好的临床应用价值。Gonzalez 等[3]根据 AgB 两个亚基的序列,合成了 P176,作为诊断抗原,并与天然 AgB 做了比较,结果显示 P176 的敏感性和特异性分别为 80% 和 94%,优于天然 AgB,认为 P176 适合作为标准抗原。这些研究表明,筛选特异性强、敏感性高的融合蛋白或人工合成的肽段也是今后研究的重点。

参 考 文 献

1. 高春花,汪俊云,杨明涛,等.5 种抗原检测囊型包虫病血清学评价.中国人兽共患病学报,2012,28(8):811-814.
2. 江莉,冯正,许学年.细粒棘球蚴 AgB 亚单位基因的联合表达和血清学评价.热带医学杂志,2009,9(1):25-28.
3. Gonzalez-Sapienza G,Lorenzo C,Nieto A,et al. Improved immunodiagnosis of cystic hydatid disease by using a synthetic peptide with higher diagnostic value than that of its parent protein,Echinococcus granulosus antigen B. Clinical Microbiology,2000,38(11):3979-3983.

实验十五　微小膜壳绦虫

【实验目的和要求】

1. 掌握微小膜壳绦虫(*Hymenolepis nana*)卵的形态特征及微小膜壳绦虫病的诊断。
2. 熟悉微小膜壳绦虫的生活史要点及对人体的致病作用。
3. 了解微小膜壳绦虫的防治原则和措施。

【实验内容】

(一)标本观察

1. 虫卵(egg)(操作)　先在低倍镜下(采用较暗的光线)寻找虫卵并观察其大小、形状和颜色;然后在高倍镜下观察卵壳和卵内容物及其特征。

镜下见虫卵(图 4-14)呈圆形或椭圆形,中等大小,约(48~60)μm×(36~48)μm,卵壳无色透明,较薄,卵内含一个六钩蚴。卵壳内有一层较厚的胚膜,胚膜两端略突起,并由此发出4~8 根丝状物。

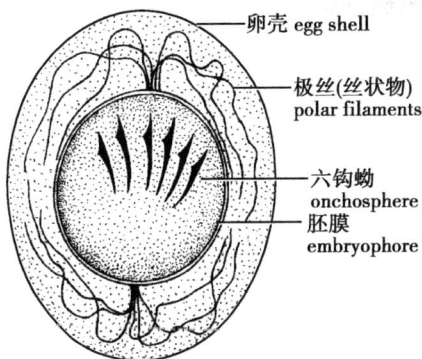

图 4-14　微小膜壳绦虫卵

Fig. 4-14 Egg of *Hymenolepis nana*

2. 成虫液浸标本(示教)　肉眼观察见虫体纤细,乳白色,长约 5~80mm,宽 0.5~1mm,链体由 100~200 个节片组成,多者可达 1000 节,所有节片宽均大于长。

3. 成虫卡红染色标本(示教)　在低倍镜下可见微小膜壳绦虫成虫的特征是头节细小、呈球形,直径 0.13~0.4mm;在高倍镜下见头节上有 4 个吸盘,中央有一个顶突,可伸缩,顶突上有 20~30 个小钩,排成一圈。整个虫体的节片均宽大于长,成节中有球形睾丸 3 个,卵巢 1个,呈叶片状,位于节片的中下部位,其下方有卵黄腺;孕节的其他器官退化消失,只有充满虫卵的袋状子宫清晰可见(图 4-15)。

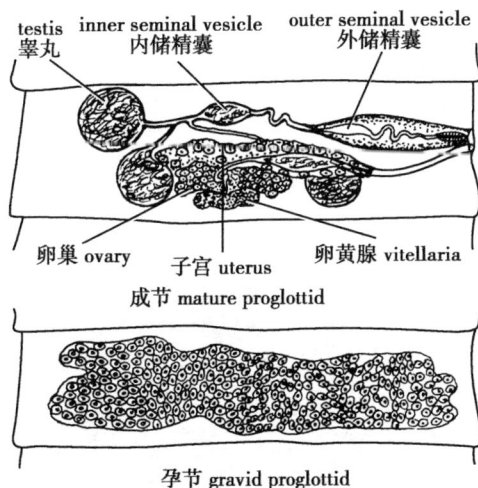

图 4-15　微小膜壳绦虫成节和孕节

Fig. 4-15 Mature proglottid and gravid proglottid of *Hymenolepis nana*

(二)作业

1. 绘微小膜壳绦虫卵结构图。

2. 标注微小膜壳绦虫成虫形态图。

【复习思考题】

1. 简述微小膜壳绦虫病的感染途径和感染方式。
2. 简述微小膜壳绦虫病的病原学诊断方法。
3. 试述微小膜壳绦虫的致病特点。

（程彦斌　司开卫）

第五部分 线 虫

实验十六 似蚓蛔线虫(蛔虫)

【实验目的和要求】

1. 掌握蛔虫(Ascaris lumbricoides)受精卵(fertilized egg)与未受精卵(unfertilized egg)的形态特征及病原学检查方法。

2. 以蛔虫为例,熟悉线虫形态和生活史的基本特点。

3. 观察蛔虫并发症的病理标本,熟悉蛔虫对人体的危害。

4. 通过人工感染小鼠,加深对蛔虫生活史和幼虫致病的理解。

【实验内容】

(一)标本观察

1. 成虫(adult)

(1)活成虫(猪蛔虫)(示教):虫体呈长圆柱体状,中间稍膨大,两端逐渐变细,外形似蚯蚓,粉红色或微黄色。虫体体表有横纹,两侧各有一条纵行的侧线。雌虫较大,长约 20~35cm,尾部直;雄虫较小,长约 15~31cm,尾部向腹部卷曲,有 1 对镰状交合刺。仔细观察虫体的活动情况,从外形鉴别雌、雄虫体,注意其大小、头部、尾部的区别。

(2)雌雄成虫液浸标本(示教):虫体(图 5-1)外形同活体,固定或死后呈灰白色。雌虫较大,长约 20~35cm,尾部直而钝圆;雄虫较小,长约 15~31cm,尾部向腹部卷曲,有 1 对镰状交合刺。

(3)雌雄成虫解剖标本(示教)

1)消化器官:虫体中央有一纵行粗大的管道为消化道,分口、食道、中肠、直肠和肛门几个部分。其中食道呈短棒状,中肠最长,直肠短。雄虫直肠与射精管共同通入泄殖腔,由泄殖孔通向体外。

2)生殖器官:雌、雄生殖系统均甚发达,同为细长如线、迂回盘曲的管状结构。雌性生殖器官为双管型,由卵巢、输卵管、子宫、阴道和阴门等组成。最细一端为卵巢,游离于原体腔内;接着是逐渐膨大的输卵管,然后是最粗的子宫,两子宫汇合成阴道,阴门位于腹面前端 1/3 处。雄性生殖器官为单管型,由睾丸、输精管、储精囊、射精管和交合刺等组成。由最细一端的睾丸起始,也游离于原体腔内;然后连接逐渐膨大的输精管、储精囊、射精管,其中储精囊最粗,但它们之间的界限肉眼甚难识别。射精管最后与直肠共同通入泄殖腔,由泄殖孔通向虫体后端腹面。交合刺 2 根,自射精管两侧伸入泄殖腔,由泄殖孔通向体外(图 5-2)。

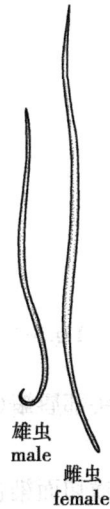

雄虫
male
雌虫
female

图 5-1 蛔虫雌雄成虫外观图

Fig. 5-1 Outside drawing of male and female adult *Ascaris lumbricoides*

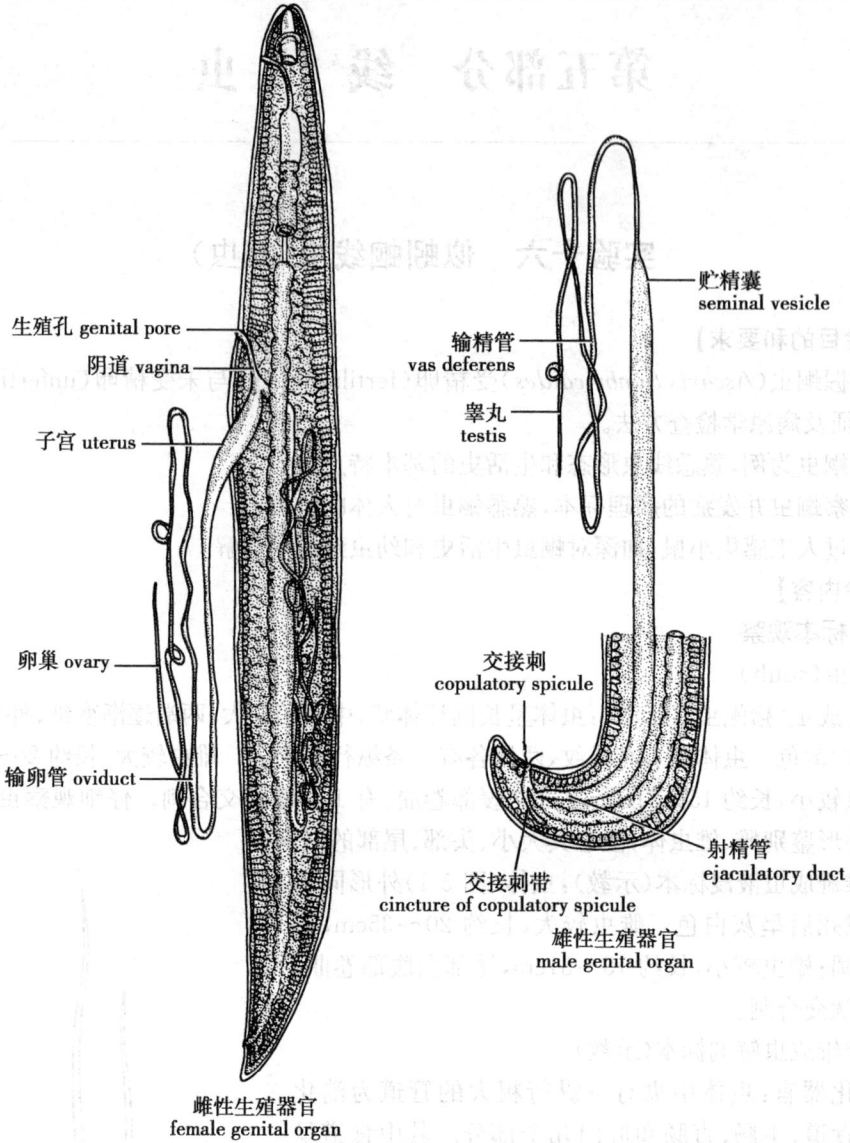

生殖孔 genital pore
阴道 vagina
子宫 uterus
卵巢 ovary
输卵管 oviduct
雌性生殖器官
female genital organ

贮精囊
seminal vesicle
输精管
vas deferens
睾丸
testis
交接刺
copulatory spicule
射精管
ejaculatory duct
交接刺带
cincture of copulatory spicule
雄性生殖器官
male genital organ

图 5-2　蛔虫雌雄成虫解剖图

Fig. 5-2　Dissective drawing of adult male and female *lumbricoides Ascaris*

（4）蛔虫头部唇瓣（示教）：口孔周围有 3 个呈"品"字形排列的唇瓣，其内缘具细齿，外缘有乳突（图 5-3）。

（5）蛔虫横切面染色标本（示教）

1）体壁：表皮为角皮层，其下为皮下层和纵肌层，皮下层伸入原体腔内并增厚，背腹及两侧分别形成四条纵索。

2）肠管：肠壁由单层柱状上皮细胞组成。

3）原体腔：即体壁和消化道之间的腔隙，腔内充满液体，内部器官，如生殖、消化器官浸浴其中。

2. 虫卵

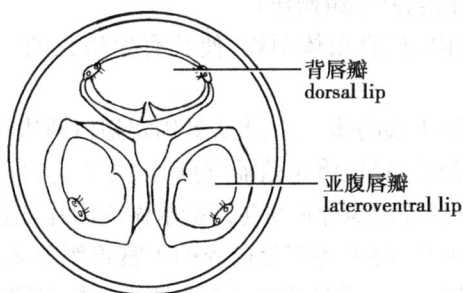

图 5-3　蛔虫唇瓣

Fig. 5-3　Lips of *Ascaris lumbricoides*

(1)受精蛔虫卵(fertilized egg of *A. lumbricoides*)固定标本(操作):呈宽椭圆形,大小为 $(45\sim75)\mu m \times (35\sim50)\mu m$,卵壳很厚分为三层,自外向内依次为:受精膜、壳质层、蛔甙层。壳质层较厚,另两层极薄,在光镜下难以分清。通常卵壳外表面有一层波浪式凸凹不平的蛋白质膜,常被胆汁染成棕黄色或棕褐色。新鲜粪便中的受精卵内含一大而圆、未分裂的卵细胞,卵细胞与卵壳之间有新月形空隙[图 5-4、附图 3(8)]。

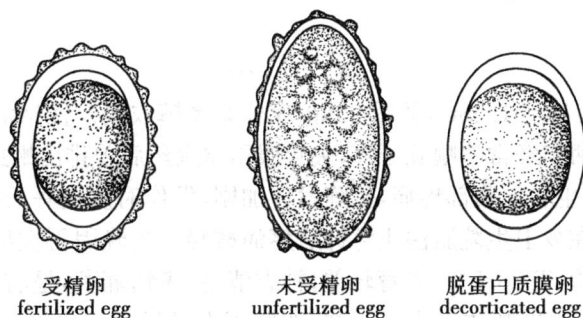

受精卵
fertilized egg

未受精卵
unfertilized egg

脱蛋白质膜卵
decorticated egg

图 5-4　蛔虫受精卵、未受精卵、脱蛋白质膜卵

Fig. 5-4　Fertilized egg, unfertilized egg and unalbuminous coating egg of *Ascaris lumbricoides*

(2)未受精蛔虫卵(unfertilized egg of *A. lumbricoides*)固定标本(操作):呈长椭圆形或不规则形,淡黄色,大小为 $(88\sim94)\mu m \times (39\sim44)\mu m$,卵壳较薄,无蛔甙层,卵内含许多大小不等的屈光颗粒[图 5-4、附图 3(9)]。

无论是受精蛔虫卵或未受精蛔虫卵,蛋白质膜有时可脱落,显现出表面光滑、无色的卵壳,应注意与其他虫卵相鉴别。

(3)感染期虫卵(infective stages of egg)固定标本(示教):卵内含有一条卷曲的幼虫。

3. 受精卵和未受精卵的扫描电镜图(示教)

4. 病理标本(示教)

(1)蛔虫机械性肠梗阻大体病理标本。

(2)蛔虫成虫在胆道内的大体病理标本。

(3)蛔虫肠穿孔的大体病理标本:蛔虫穿破肠壁。

(4)蛔虫成虫钻入阑尾的大体病理标本:阑尾中有蛔虫寄生。

(二)实验操作

1. 粪便直接涂片法(个人操作)　详见实验二十三。

2. 蛔虫生活史过程验证实验(小组操作)

(1)置雌虫一条于蜡盘内,拉直虫体两端,使其有生殖孔的一面朝向蜡盘,并用大头针固定。

(2)剪开自虫体前 1/3 至末端的体壁,用大头针固定切口两边体壁。

(3)倾入少量清水,用解剖针轻轻将生殖器官撕开,剪下连接阴道 1.5cm 的子宫下段,置载玻片上充分撕碎。取少许撕碎组织加适量生理盐水做成涂片,镜检是否有受精蛔虫卵。

(4)证实含有受精蛔虫卵后,将上述充分撕碎的子宫组织放入青霉素瓶内,加约 2ml 2% 甲醛溶液,置 27℃温箱内孵育 3 周,受精卵即发育为感染性蛔虫卵。期间,每周取少许培养物检查虫卵的发育情况。

(5)用吸管吸取虫卵和甲醛混合液,滴加适量生理盐水混匀,计数虫卵,吸取 3000~5000 个虫卵,插入小白鼠口腔内灌喂感染。

(6)感染 1 周后,解剖小白鼠,取出肺脏置培养皿内,加入少量生理盐水洗去血迹,观察脏器表面有无出血点。并剪一小块肺脏组织,夹在两张载玻片之间轻压,载玻片两端用线扎紧,用双目镜或低倍镜检查蛔虫幼虫。

(三) 作业

绘蛔虫受精卵与未受精卵图。

【病例】

病 例 一

皮皮,10 岁,男性,身高 1.38m,体重 25kg,家住某乡镇农场。性格活泼外向,喜欢和小伙伴在户外玩要。最近两年经常嚷嚷肚子疼,去年服用驱虫药后曾排出蛔虫数十条。2014 年 10 月 15 日午饭后突然发生右上腹部疼痛,呈阵发性加剧,发作时皮皮呼天抢地,满地打滚,大汗淋漓,剧烈呕吐 2 次,在乡卫生院肌注止疼针后疼痛减轻。当晚因再次出现阵发性剧痛、发烧急赴县医院就诊。体检:T 38.5℃,发育较差,神志清楚,表情痛苦,呈右侧卧体位,腹部平软,右上腹压痛明显,无反跳痛和放射痛,心、肺、四肢等未见异常。化验:血白细胞计数 11.2× 10^9/L,中性粒细胞百分比 84%,淋巴细胞百分比 16%;粪检发现蛔虫卵。

问题:

1. 该病例的正确诊断是什么?

2. 分析引起该病的原因。

3. 蛔虫感染还可能出现哪些症状?

4. 简述蛔虫感染普遍的原因。

病 例 二

女,12 岁,浙江宁波人。2002 年 4 月以突发性哮喘为主诉就诊。主诉:近几天来患者常于白天出现呼吸短促、轻度干咳,夜间症状可加重为哮喘,甚至出现端坐呼吸。在哮喘同时伴有皮肤发痒。既往史:1 年前曾排出寄生虫。体检:体温正常,双肺闻及哮鸣音;上腹部触及一包块,质软、活动度正常;肝脏轻度肿大。辅助检查:血常规嗜酸性粒细胞为 63%(显著增多);痰液检查发现有大量嗜酸性粒细胞。B 超检查:上腹部探及团块回声,界限清。胸部 X 线检查:肺纹理增粗,口服造影剂后,于左侧腹显示"C"形肠祥,其内可见条束状阴影。粪检发现有大量寄生虫卵。

问题:

1. 该患儿感染的是什么寄生虫病?

2. 粪检时常用什么方法查找虫卵?

3. 简述该患儿突发性哮喘的原因。

4. 分析患儿感染该病的可能途径。

【复习思考题】

1. 如何鉴别受精蛔虫卵和未受精蛔虫卵?

2. 粪便检查未观察到蛔虫卵,是否可以排除蛔虫感染?

3. 蛔虫卵对外界的抵抗力强主要与虫卵哪些结构有关?

4. 简述蛔虫感染普遍的原因。

5. 蛔虫成虫寄生可引起哪些并发症?

6. 常用什么方法从粪便中查找蛔虫卵?

7. 用图解简述蛔虫的生活史。

8. 请简述蛔虫幼虫在体内移行及其成虫在体内寄生时的致病作用。

9. 有少数人肠道有蛔虫寄生,为什么在粪便中却找不到虫卵或仅查到未受精卵?

【参考资料】

1. 解剖蛔虫雌、雄成虫

(1)取雌、雄蛔虫成虫各一条,置于蜡盘内。

(2)将虫体腹面(有生殖孔的一面)朝向蜡面,平直放置,并用大头针固定两端于蜡面上。

(3)纵向剖开虫体原体腔(腔内有少量原体腔液),用大头针固定虫体两边体壁,暴露消化道和生殖器官。

(4)观察虫体内部结构的形态,比较雌、雄虫生殖器官的区别。

2. 蛔虫成虫的体外培养

(1)将病人刚排出的或自猪肠内检出的蛔虫成虫,迅速置于30℃预温的无菌生理盐水中洗涤5~6次。

(2)选取成熟活动性好的雌虫4条、雄虫1条,置于含0.1%葡萄糖、100IU/ml青霉素、100μg/ml链霉素的生理盐水中30℃下培养。

(3)每日更换新鲜培养基1次。

实验十七 毛首鞭形线虫(鞭虫)

【实验目的和要求】

1. 掌握鞭虫(*Trichuris trichiura*)卵的形态特征。

2. 了解成虫形态、生活史及虫体对人体的危害。

【实验内容】

(一)标本观察

1. 鞭虫成虫液浸标本(示教) 虫体(图5-5)呈灰白色,外形似马鞭,前端细长,细长部约占体长的3/5;后端粗大,粗大部约占体长的2/5。雌虫长35~50mm,末端直而钝圆,阴门位于虫体中部稍后的腹面。雄虫长30~45mm,尾端向腹面呈环状卷曲,末端有一根带鞘的交合刺。雌、雄成虫的生殖器官均为单管型。

2. 虫卵固定标本(操作) 虫卵[图5-6、附图3(10)]呈纺锤形,大小为(50~54)μm×(22~23)μm,黄褐色。卵壳较厚分为3层,外为卵黄膜(即受精膜),中为壳质层,内为脂层。

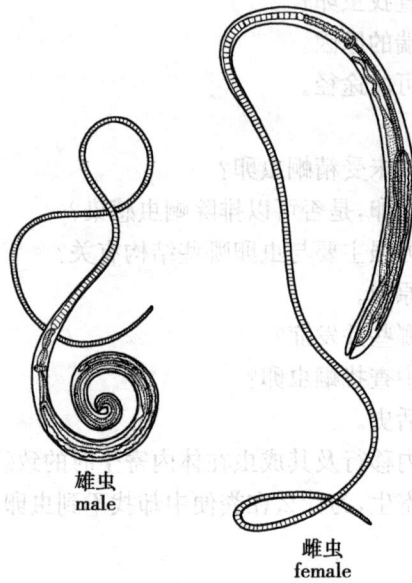

图 5-5 鞭虫成虫

Fig. 5-5 Adult worm of *Trichuris trichiura*

虫卵两端各具一个透明的塞状突起——盖塞（opercular plug）。卵内为一个尚未分裂的卵细胞。

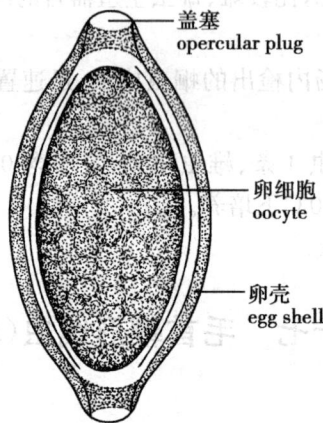

图 5-6 鞭虫虫卵

Fig. 5-6 Egg of *Trichuris trichiura*

3. 鞭虫成虫咬附在肠壁上的大体病理标本（示教）

(二) 实验操作（示教）

鞭虫卵检查法：可采用粪便直接涂片法或饱和盐水浮聚法检查虫卵。

(三) 作业

绘鞭虫卵图。

【病例】

男，8 岁。主诉：间断性食欲缺乏、恶心、呕吐、乏力、腹痛、腹泻及里急后重、伴黏液便 2

年。近 1 年,便后多有直肠脱垂,但能自行恢复。本次脱出不能回复 1 天入院。检查:T 38.5℃,P 100 次/分,R 26 次/分,BP 10.7/6.67kPa。发育正常,营养不良,贫血貌,皮肤黏膜苍白。直肠脱垂 5.0cm,明显水肿。血常规:RBC $3.0×10^{12}$/L,WBC $12.3×10^9$/L,N 48%,L 24%,E 28%,Hb 50g/L。粪便检查:黏液血便,WBC(+),可见大量鞭虫卵。改用加藤厚涂片法,粪便虫卵数 19 200 个/g。

问题:

1. 对患儿应进行怎样治疗?

2. 患儿为什么会出现上述症状?

3. 患儿治愈出院后应如何预防再次感染?

【复习思考题】

1. 简述毛首鞭形线虫成虫的形态特征。

2. 简述毛首鞭形线虫虫卵的形态特征,其有何特殊结构?

3. 用图解简述鞭虫的生活史。

4. 简述鞭虫与蛔虫生活史的异同?

5. 根据鞭虫与蛔虫的生活史特点,简述为什么蛔虫病流行区往往伴有鞭虫病的流行?

【参考资料】

1. 线虫成虫的固定和保存

(1)固定:收集线虫成虫后,用生理盐水洗涤,再用固定液固定。一般钩虫、鞭虫等可用 5%甘油酒精(70%酒精 95ml、甘油 5ml)固定。固定前,先将甘油酒精加温,再将虫体放入,这样可令其体态伸直,效果更好。蛔虫虫体较大,常用 5%甲醛液固定。

(2)保存:上述固定液也可作保存液。此外,还可将虫体保存于 70%酒精中。

2. 虫卵玻片标本的制作

(1)虫卵的固定:将收集的虫卵洗涤干净后,根据虫卵的种类选择固定液和固定方法。含有幼虫的虫卵可直接倾入固定液内浸泡,24 小时后更换固定液保存。含细胞的虫卵则先煮沸固定液,然后倾入虫卵,浸泡 24 小时后更换固定液保存。5%甲醛和 5%甘油酒精是常用的固定液。

(2)虫卵玻片标本的制作

1)方法 1:吸取 1 滴已固定的虫卵混悬液,置于载玻片上,加预温的 1%琼脂糖,盖上小盖玻片,平放;待琼脂糖干后,再加加拿大树胶用大盖玻片封固。此法简易,制出的标本可保存较长时间。

2)方法 2:吸取 1 滴已经固定的虫卵混悬液,置大盖玻片中央,四周放上数粒碎玻璃,盖上小盖玻片,轻压无液体溢出,然后在载玻片上滴加加拿大树胶 2~3 滴,把盖玻片封于其上。平放自然干燥。此法制出的标本可保存较长时间。

实验十八　钩虫——十二指肠钩口线虫(十二指肠钩虫)、美洲板口线虫(美洲钩虫)

【实验目的和要求】

1. 掌握十二指肠钩口线虫(十二指肠钩虫)(*Ancylostoma duodenale*)和美洲板口线虫(美洲钩虫)(*Necator americanus*)的形态鉴别要点及与致病作用有关的形态结构。

2. 掌握钩虫卵的形态特征及病原学检查方法。

3. 了解钩虫病流行与自然因素和作物种植的关系。

【实验内容】

(一)标本观察

1. 成虫

(1)成虫液浸标本(示教):虫体细长,圆柱形,乳白色或米黄色,前端向背侧仰屈,雄虫末端膨大形成交合伞,雌虫尾端钝圆。十二指肠钩虫前端和尾端均向背面弯曲,呈"C"形;美洲钩虫的前端向背面弯曲,尾端向腹面弯曲,呈"S"形(图5-7)。

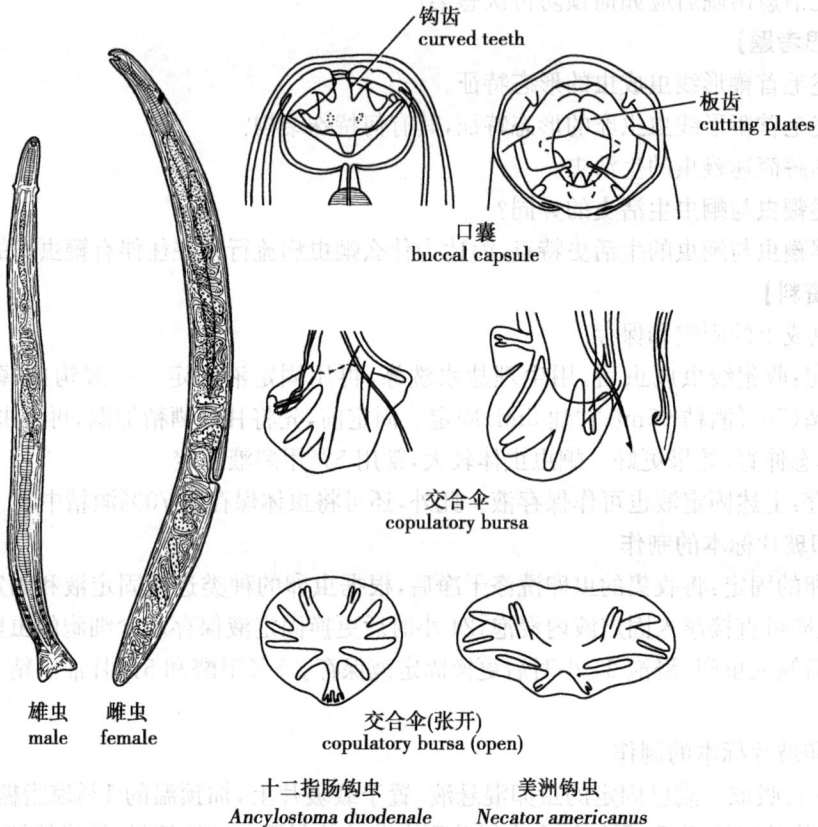

图 5-7　两种人体钩虫成虫、口囊和交合伞

Fig. 5-7　Adult, buccal capsule and copulatory bursa of two human hookworms

(2)十二指肠钩虫口囊(buccal capsule of *A. duodenale*)染色标本(示教):口囊较大,呈扁卵圆形,其腹侧缘有2对三角形钩齿(ventral teeth),见图5-7。

(3)美洲钩虫的口囊(buccal capsule of *N. americanus*)染色标本(示教):口囊较小,呈卵圆形,其腹侧缘有1对半月形板齿(accessory teeth cutting plates),见图5-7。

(4)十二指肠钩虫(雄虫)交合伞(copulatory bursa of *A. duodenale*)染色标本(示教):呈卵圆形,其内的背辐肋由远端分2支,每支又分3小支,共分为6小支,见图5-7。

(5)美洲钩虫(雄虫)交合伞(copulatory bursa of *N. americanus*)染色标本(示教):似扇形,背辐肋由基部分2支,每支又分2小支,共分为4小支,见图5-7。

表 5-1 两种钩虫成虫的鉴别要点

鉴别特征	十二指肠钩虫	美洲钩虫
大小 (mm)	雌虫：(10～13)×0.6 雄虫：(8～11)×(0.4～0.5)	(9～11)×0.4 (7～9)×0.3
体态	前端与尾端均向背面弯曲，呈"C"形	前端向背面弯曲，尾端向腹面弯曲，呈"S"形
口囊	腹侧缘有 2 对三角形钩齿	腹侧缘有 1 对半月形板齿
交合伞	略圆	略扁，似扇形
背辐肋	由远端分 2 支，每支又分 3 小支，共分 6 小支	由基部分 2 支，每支又分 2 小支，共分 4 小支
交合刺	两刺呈长鬃状，末端分开	一刺末端呈钩状，与另一刺末端相并包于膜内
阴门	位于体中部略后方	位于体中部略前方
尾刺	有	无

（6）雌雄成虫交配标本（示教）：观察雌虫阴门的位置。

（7）钩虫成虫寄生于肠腔大体病理标本（示教）。

（8）活丝状蚴（filariform larva）（示教）：解剖镜下可见丝状蚴的前端圆、尾端尖，并作波浪起伏状蠕动。

（9）丝状蚴的卡红染色标本（示教）：口囊封闭，咽管细长，虫体呈"蛇"状，体被鞘膜。

（10）钩虫横切片 HE 染色标本（示教）：体壁肌细胞大而少，为少肌型。

2. 虫卵

（1）虫卵固定标本（操作）：十二指肠钩虫卵与美洲钩虫卵极为相似，不易区分，它们均呈椭圆形，两端较圆，大小为 $(56～76)\mu m×(36～40)\mu m$，卵壳很薄，无色透明。新鲜粪便中的虫卵内一般含 2～8 个卵细胞，卵壳与卵细胞之间有明显的空隙。若患者便秘或粪便放置较久，卵内细胞可继续分裂，成为多个细胞或者发育为一条幼虫[图 5-8、附图 3（11）]。

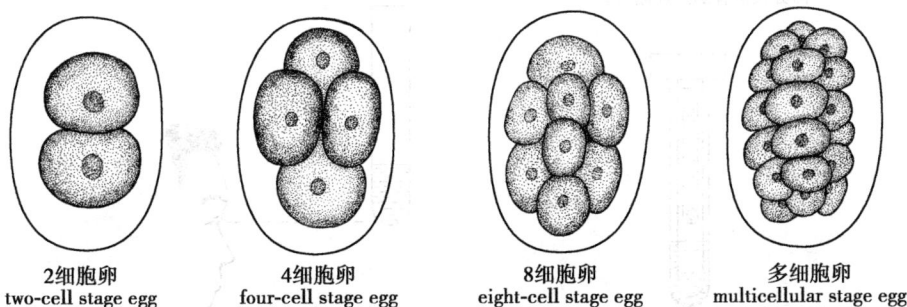

| 2细胞卵
two-cell stage egg | 4细胞卵
four-cell stage egg | 8细胞卵
eight-cell stage egg | 多细胞卵
multicellular stage egg |

图 5-8 钩虫虫卵

Fig. 5-8 Egg hookworm

（2）不同发育期虫卵固定标本（示教）：卵内含有 2、4、8 个细胞或桑葚期、含蚴虫卵（图 5-8）。

（3）虫卵扫描电镜照片（示教）。

3. 病理标本

（1）成虫咬附小肠黏膜的大体病理标本（示教）：成虫以口囊内的齿咬附于小肠黏膜，肠黏膜上有许多白线头样钩虫钩附其上，注意观察肠黏膜表面的小溃疡和出血点以及曾被钩虫咬附留下的损伤。思考肠黏膜损伤的原因及其在致病上的意义。

（2）成虫口囊咬附肠黏膜的病理组织切片标本（示教）。

（二）实验操作

1. 饱和盐水浮聚法（操作）　详见实验二十一。

2. 钩蚴培养法（The culture method for hookworm larvae）（小组操作）

（1）实验原理：钩虫卵在外界一定温度、湿度条件下，数天内可发育至幼虫期孵出，钩蚴具有向温性与向湿性，可集中于水中，肉眼即可见或用放大镜观察。

（2）操作步骤

1）取 10ml 洁净试管 1 支，其中加 1ml 冷开水。

2）将滤纸剪成宽度比试管直径略小、但长度较试管稍长的"T"形纸条，左右对折。

3）摊开纸条，在其中段均匀地涂上少量待检粪便（约 0.2～0.4g）。

4）将纸条插入试管，下端浸入水中，但不触到水底，置于 25～30℃ 下培养。培养过程中，每天补充试管内蒸发的水分。

5）培养 3～6 天，若肉眼可见或用放大镜观察到试管底部水中透明、作蛇样运动的钩蚴，则为阳性。该法检出率比粪便直接涂片法高 7.2 倍，具有较好的实用价值（图 5-9）。

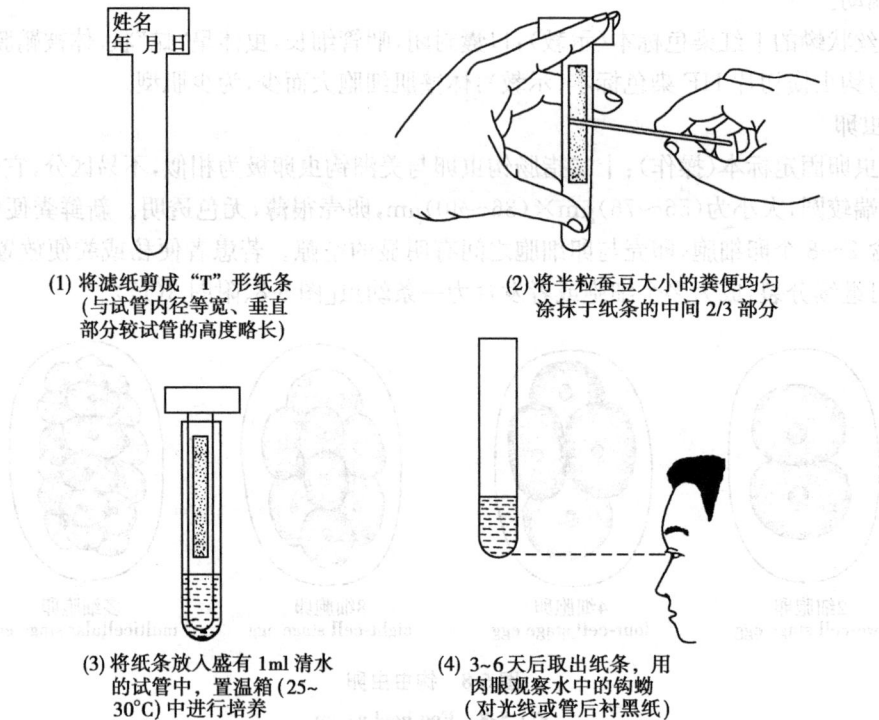

(1) 将滤纸剪成"T"形纸条
（与试管内径等宽、垂直部分较试管的高度略长）

(2) 将半粒蚕豆大小的粪便均匀涂抹于纸条的中间 2/3 部分

(3) 将纸条放入盛有 1ml 清水的试管中，置温箱（25~30℃）中进行培养

(4) 3~6 天后取出纸条，用肉眼观察水中的钩蚴（对光线或管后衬黑纸）

图 5-9　钩蚴培养法

Fig. 5-9　The culture method for hookworm larvae

（三）作业

绘钩虫卵图。

【病例】

病　例　一

张某,女,58岁,武汉江夏区某村农民,家庭以种植时令蔬菜为生,经常在田间劳作。张某发现赤足劳动后,有时候脚趾间、足背和手指间会起细小红疹,奇痒无比,第二天会变成小水泡或脓疱,几天后往往自行结痂痊愈。上月为蔬菜采摘高峰月,期间张某又患过一次"皮炎",并伴有发热、剧烈咳嗽,服用止咳消炎药后好转。最近一周,张某经常觉得头晕、身体无力、腹部疼痛、大便呈黑色,遂到医院就诊。体检:体型消瘦,贫血貌,腹部软,脐周轻度压痛,无肌紧张,肝脾未及,双肺(一),心率80次/分,律齐,其余均未见异常。化验:血常规:RBC 2.5×10^{12}/L,WBC 9.8×10^9/L,Hb 92g/L,出、凝血时间均正常;粪便常规:大便呈黑褐色,隐血试验(+++),红细胞(+),涂片发现有寄生虫卵。

问题:

1. 简述患者出现"皮炎""剧烈咳嗽"的原因。
2. 该病例应该如何确诊,其常用的病原学检查方法是什么?
3. 简述患者贫血的原因。
4. 请你为该病例制定治疗方案。

病　例　二

男,43岁,农民。近两年来,经常有上腹部胀疼不适感,按压或进食后可缓解,食欲尚可,发病无一定规律。曾服用胃舒平,食母生等药物未见好转,近一年来食欲下降,常有腹胀、腹痛,因近半年来身体消瘦、皮肤发黄、全身乏力,轻体力劳动感到心慌气短、头晕、眼花,不能从事重体力劳动;近一个月来又发现下肢水肿而来医院就诊。既往史:平时健康,经常赤脚劳动。

体检及化验:T 37℃,P 85次/分,HR 25次/分,营养欠佳,慢性病面容,面色苍黄。全身皮肤干燥、姜黄;胸、肺无异常所见;心率稍快,心尖区可闻及收缩期2级杂音,腹部未见异常。双下肢凹陷性水肿。Hb 4.5g/L,RBC 1.29×10^{12}/L,大便潜血(+),并发现有钩虫卵。

问题:

1. 该病的正确诊断是什么?
2. 分析该病例出现的症状与体征。
3. 患者是如何感染的?
4. 今后应如何加强预防?

【复习思考题】

1. 简述十二指肠钩虫和美洲钩虫的鉴别要点。
2. 简述两种钩虫与致病相关的形态结构。
3. 某人怀疑被感染钩虫,但粪便中查不到钩虫卵,应如何进行进一步检查?
4. 名词解释"粪毒""异嗜症""低色素小细胞型贫血"。
5. 简述钩虫成虫引起贫血的原因及其特点。
6. 比较皮肤幼虫移行症与钩蚴性皮炎。
7. 简述钩虫病流行与自然环境的关系。
8. 钩虫是如何感染宿主的?对宿主造成哪些危害?主要症状是什么?
9. 简述钩虫病的病原学诊断方法及注意事项。
10. 婴幼儿如何会感染钩虫病?有何特点?

【参考资料】

1. 巴门氏钩蚴分离法

(1)实验原理:钩蚴具有向温性,在 2 个不同的温度中,具有向温度较高方向运动的特性。

(2)操作步骤

1)将被检泥土置于垫有 3 层纱布的铜筛内,铜筛放在漏斗中。

2)漏斗下方连接胶管,拧紧止水夹。

3)加约 40℃的温水至漏斗内,使水平面接触铜筛底层泥土。

4)20 分钟后开放止水夹,将漏斗底层液体收集在离心管,离心 1～2 分钟,或静置 10～20 分钟,倾去上清液,吸取沉渣滴在玻片上,置双目解剖镜下检查钩蚴。

2. 纱布垫钩蚴分离法

(1)实验原理:同上(与巴门氏钩蚴分离法相同)。

(2)操作步骤

1)用约 40℃的温水湿透盖于被检泥土上面的纱布垫(约 6～7 层),上再盖培养皿。

2)20 分钟后取出纱布垫,在清水中荡洗。

3)静置洗液 10～20 分钟后,吸取沉渣检查钩蚴。

3. 钩虫动物感染实验

(1)将柴炭或板炭研制成粉末,用 60 目/英寸铜筛过筛,并于 120～140℃下干烤 2～3 小时后装入瓶内备用。

(2)取 20g 含有钩虫卵的粪便(可用直接涂片法检查确定阳性),加入适量的清水调匀,再加炭粉混匀为干糯糊状。

(3)将混匀的材料分装于无菌的培养皿内,并轻轻压平(以免钩蚴孵出时爬在盖上)。

(4)置于 26～28℃温箱中培养 9～14 天,获得的感染性幼虫以其食道矛和尾端鞘膜横纹特征鉴定虫种。

(5)皮下或口腔一次性注入 1000～3000 条感染性幼虫于 3～6 月龄的金黄地鼠或长爪沙鼠体内。

(6)感染后每天注射氢化可的松 6～10mg/kg,直至解剖。注射氢化可的松的目的是为了提高动物的易感性,延长虫体在宿主小肠的寄生时间并发育为成虫。

(7)感染后 1～2 个月内,均可在小肠内获取发育成熟的雌雄成虫和产出的虫卵。

4. 钩虫感染性幼虫低温保存与复苏

(1)取钩虫虫卵阳性粪便经双重平皿法培养 10 天左右,获得感染性幼虫。

(2)将其注入小鼠腹部皮下,1～1.5 小时后剪下腹部皮肤和肌肉,置于 39℃、0.5%盐酸溶液中 3～4 小时,使感染性幼虫脱鞘。

(3)将脱鞘的幼虫置于 1～2ml 冻存管中自然沉淀,尽量去掉盐水。

(4)先置于 4℃下 1 小时,再置于-4℃下 2 小时,然后置于-70℃低温冰箱中过夜,最后置于液氮中低温保存。

(5)复苏时,取出冻存管,迅速置于 40～42℃水中不断搅拌复苏。

5. 钩虫卵低温保存与复苏

(1)取病人粪便或阳性犬小肠内容物,水洗沉淀后获得钩虫卵。

(2)加等量容积的 15%乙二醇低温保护剂,使保护剂的最终浓度为 7.5%。

(3)先在-20℃冰箱中预冷 30 分钟,然后迅速置于液氮中低温保存。

（4）复苏时，迅速置于 40～42℃水中快速解冻。

（5）置于室温下以恢复钩虫卵的活力。

实验十九　蠕形住肠线虫（蛲虫）

【实验目的和要求】

1. 掌握蛲虫（*Enterobius vermicularis*）卵的形态特征及病原学诊断方法。

2. 熟悉蛲虫成虫的形态。

【实验内容】

（一）标本观察

1. 雌雄成虫液浸标本（示教）　虫体细小似针尖状，乳白色，雌虫尾端长而尖细，雄虫尾部弯曲。

2. 雌性蛲虫染色标本（示教）　虫体（图 5-10）外观同液浸标本，大小为（8～13）mm×（0.3～0.5）mm，中部膨大，其角皮具细横纹，前端的角皮膨大向外突出形成头翼（cephalic alae）。咽管末端膨大呈球形，称咽管球（pharyngeal bulb）。生殖器官为双管型，各由卵巢、输卵管和子宫组成，2 个子宫汇合成细长的阴道，开口于虫体中 1/3 的前部腹面侧正中线，有时可见子宫内充满虫卵图。

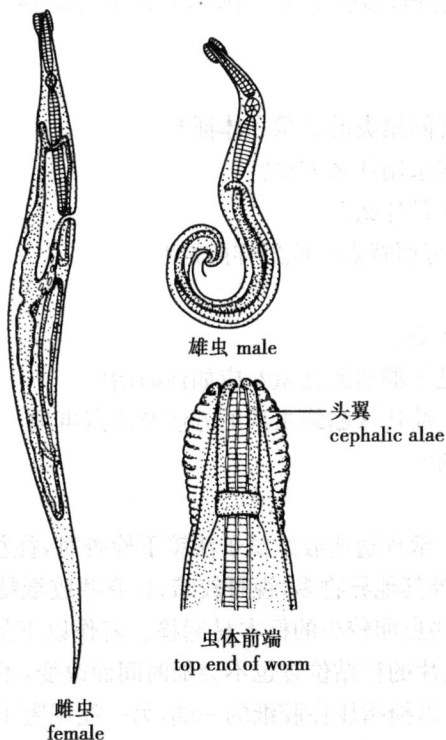

图 5-10　蛲虫成虫

Fig. 5-10　Adult worm of *Enterobius vermicularis*

3. 虫卵固定标本（操作）　虫卵［图 5-11、附图 3(12)］呈不规则的椭圆形。两侧不对称，一侧较平，一侧稍凸，呈"D"形，大小为（50～60）μm×（20～30）μm。卵壳无色透明，较厚，分为三层,由外到内为光滑的蛋白质层、壳质层和脂层,光镜下可见内外两层。虫卵自虫体排出时,卵内已含有一胚胎幼虫。

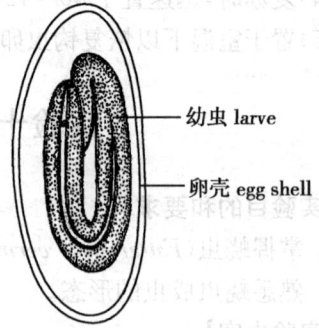

图 5-11　蛲虫虫卵
Fig. 5-11　Egg of *Enterobius vermicularis*

（二）实验操作

1. 棉签拭子法（示教）　用生理盐水湿润的棉签轻轻拭擦被检者肛门皱褶周围皮肤,然后放入盛有饱和盐水的青霉素小瓶或离心管内荡洗,用浮聚法或沉淀法检查虫卵。

2. 透明胶纸法（示教）　用长约 6cm、宽 2cm 的透明胶纸,粘擦被检者肛门周围的皮肤,将有粘胶的一面平贴于洁净载玻片上镜检。

（三）作业

绘蛲虫卵图。

【病例】

患儿,女,7 岁。1998 年 6 月 23 日,因突发右下腹痛 4 小时而就诊。体检:患儿一般情况尚可,双手抱腹。右下腹压痛、反跳痛,T 37.7℃。询问病史,患儿经常腹痛,一般口服消炎药或热敷后好转,门诊以慢性阑尾炎急性发作收小儿外科,行阑尾切除手术。术后病理检查发现阑尾腔内有蛲虫,虫体结构清晰,多位于阑尾中段,有浅表黏膜损害,并有炎性细胞浸润;且虫体侵入阑尾黏膜下层。

问题:

1. 蛲虫感染为什么会有阑尾炎的症状和体征?

2. 蛲虫病病原学诊断常采用什么方法?

3. 感染蛲虫的主要方式是什么?

4. 蛲虫病的症状、流行有何特点? 应怎样防治?

【复习思考题】

1. 图解简述蛲虫的生活史。

2. 蛲虫感染为什么多见于群居的儿童? 应如何防治?

3. 蛲虫产卵有何特点? 简述诊断蛲虫病的方法及注意事项。

4. 蛲虫病是如何传播的?

【参考资料】

1. 透明胶纸法的改进　常规透明胶纸拭子法镜下检查时,往往背景复杂、较脏,前一天肛门清洗不干净的标本,粪便等其他异物多,视野较暗;且有些胶纸粘贴时留有气泡,导致虫卵被遮挡或不易观察,从而使一些虫卵较少的标本易漏检。若作以下处理,标本的透明度好,背景非常清晰,无气泡,胶纸与玻片的粘贴位置也不会随时间而改变,不易漏检。

（1）常规镜检前的标本,以拇指压住胶纸的一端,另一端用镊子将胶纸掀起。

（2）在玻片上滴加 2～3 滴石蜡或甘油,镜检。

2. 从成虫子宫收集蛲虫卵

（1）灌肠驱虫收集蛲虫活成虫。

（2）用解剖针挑破雌虫子宫,让卵散出,收集于培养皿中。

（3）加入少量生理盐水,于 36℃条件下培养 1 天,虫卵即发育成熟。

实验二十　丝虫——马来布鲁线虫(马来丝虫)、班氏吴策线虫(班氏丝虫)

【实验目的和要求】

1. 掌握马来布鲁线虫(马来丝虫)(*Brugia malayi*)和班氏吴策线虫(班氏丝虫)(*Wuchereria bancrofti*)两种丝虫微丝蚴(microfilaria)的形态特征和鉴别要点,熟悉未染色微丝蚴的形态特征。

2. 熟悉丝虫(filaria)病原学诊断方法。

3. 熟悉丝虫生活史和流行病学特点。

4. 了解两种丝虫成虫的形态特征。

【实验内容】

(一)标本观察

1. 成虫

(1)班氏丝虫与马来丝虫成虫液浸标本(示教):成虫细长如线,表面光滑,乳白色。两种丝虫成虫的外部形态相似,雄虫尾端向腹面卷曲2~3圈,生殖器官为单管型;雌虫尾端钝圆,略向腹面弯曲,生殖器官为双管型。

(2)罗阿丝虫(*Loa loa*)成虫液浸标本(示教)。

(3)犬恶丝虫(*Dirofilaria immitis*)成虫液浸标本(示教)。

2. 微丝蚴

(1)班氏丝虫微丝蚴(microfilaria of *W. bancrofti*)与马来丝虫微丝蚴(microfilaria of *B. malayi*)染色标本(示教与操作):微丝蚴(图5-12)细长,头端钝圆,尾端尖细,外被有鞘膜。体内有很多圆形或椭圆形的体核,头端无核区为头间隙。有无尾核因虫种而异。两种微丝蚴的形态鉴别见表5-2。

表5-2　班氏微丝蚴与马来微丝蚴的鉴别要点

	班氏微丝蚴	马来微丝蚴
大小	(244~296)(μm)×(5.3~7)(μm)	(177~230)(μm)×(5~6)(μm)
体态	柔和,弯曲自然,无小弯	弯曲僵硬,大弯上有小弯
头间隙(长∶宽)	较短(1∶1)	较长(2∶1)
体核	较小,分布均匀,排列疏松,清晰可数	较大,排列紧密,相互重叠,不易分清
尾核	无	有2个尾核、前后排列

(2)微丝蚴未染色标本(示教):微丝蚴无色透明,宽度均匀,细长弯曲或卷曲,反光性强,头端钝圆,尾端尖细,观察时光线不要太强,注意与其他植物纤维相区别。

3. 班氏丝虫腊肠期幼虫在蚊的胸肌内(示教)

4. 班氏丝虫感染期幼虫(infective stage larva)在蚊喙内(示教)

5. 丝虫中间宿主

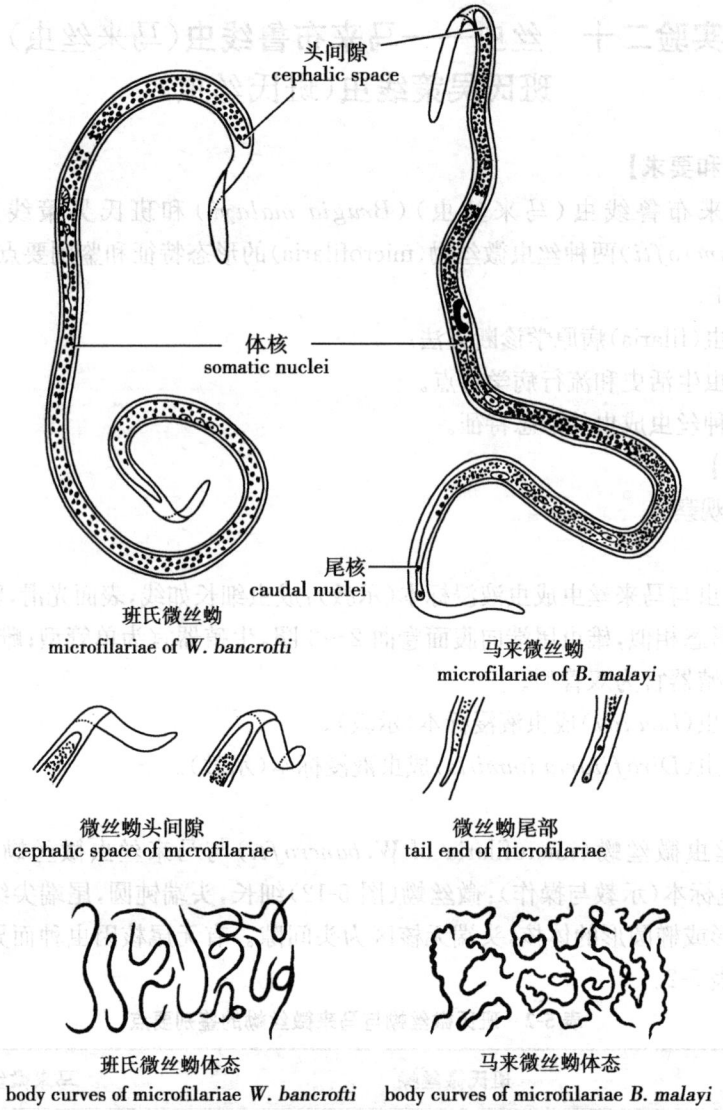

图 5-12 班氏微丝蚴和马来微丝蚴

Fig. 5-12 Microfilaria of *Wuchereria bancrofti* and *Brugia malayi*

（1）致倦库蚊（*Culex pipiens quinquefasciatus*）（图 5-13）（示教）。

（2）中华按蚊（*Anopheles sinensis*）（图 5-14）（示教）。

6. 丝虫寄生于淋巴结大体病理标本（示教）

7. 丝虫病病人照片（示教）

（1）下肢象皮肿（elephantiasis）。

（2）睾丸鞘膜积液（hydrocele testis）和阴囊象皮肿。

（二）实验操作

1. 厚血膜检查法（示教）

（1）用 75％酒精消毒采血针和受检者耳垂。

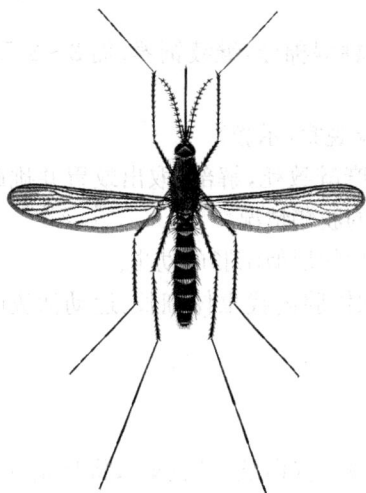

图 5-13 致倦库蚊

Fig. 5-13 *Culex pipiens quinquefasciatus*

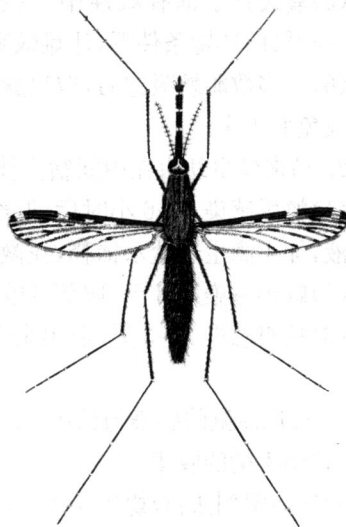

图 5-14 中华按蚊

Fig. 5-14 *Anopheles sinensis*

(2)以左手拇指和食指捏着耳垂上方,右手持针,迅速刺入耳垂约 3mm。

(3)轻轻挤压取出血液 3 大滴(相当于 60μl),置于洁净的载玻片两侧中、外 1/3 处。

(4)用另一载玻片的一角,将血液从内向外螺旋式均匀涂成直径约 15mm 大小的厚血膜。

(5)将玻片平置,晾干。

(6)加入几滴清水以脱去血红蛋白。

(7)待血膜呈乳白色时,取出晾干,用甲醇固定 5 分钟。

(8)Giemsa 染色,镜检。

2. 新鲜血滴检查法(示教)

(1)在载玻片中央,加末梢血 2 大滴,再加 1/100 000 肝素 1 滴。

(2)加上盖玻片后,在低倍镜下检查。微丝蚴在血液中扭动,推挤周围红细胞。

3. 血液微丝蚴浓集法(示教)

(1)取静脉血 1ml,置于盛有 0.1ml 3.8％枸橼酸钠溶液的离心管内。

(2)摇匀,加入蒸馏水 9ml,使之溶血。

(3)以 3000 转/分的速度离心 2 分钟。

(4)倾去上清,取沉渣镜检。

(三)动物实验

1. 蚊媒感染(示教)

(1)从实验室建立的保虫宿主——长爪沙鼠的腹腔内穿刺吸出含有微丝蚴的腹腔液。

(2)取枸橼酸钠抗凝的人或动物血 5～10ml,离心后去血浆,用生理盐水洗涤红细胞 2～3 次。

(3)含有微丝蚴的腹腔液加入 5～10ml 红细胞生理盐水溶液中,用玻棒轻轻搅匀,使微丝蚴的密度调整为每 20mm³ 血含 100～140 条。

(4)完整的胎盘膜一块做成囊袋,吸取红细胞与微丝蚴混合液置胎盘膜囊袋中,牢固结扎袋口。

(5)囊袋置于饲有雌性中华按蚊(至少已羽化 2 天)的蚊笼内,在 25～30℃、相对湿度 70％～80％的环境条件下,让雌蚊吸食。

(6)大多数雌蚊吸饱后,取出囊袋,改用 10％葡萄糖湿棉球,继续饲养;隔 2～3 天后,再喂鼠血或兔血 1 次。

2. 马来丝虫幼虫在中间宿主体内发育过程的实验观察(示教)

(1)蚊媒感染 4～6 小时后,取部分饱食后的雌蚊麻醉致死,解剖,取出蚊胃并挑破胃壁挤出血液,加 1 滴生理盐水稀释,找微丝蚴,观察微丝蚴的脱鞘情况。

(2)蚊媒感染第 3 天,取部分蚊解剖胸肌,查找粗短的形似腊肠的幼虫。

(3)蚊媒感染 2～3 周,取出余下的蚊解剖,在喙和体腔内找虫体细长、运动活泼的感染期幼虫。

3. 长爪沙鼠的感染与保种(示教)

(1)感染蚴的收集

1)蚊体解剖法:蚊媒感染 2～3 周后,在蚊笼底部放一张白纸(易收集),将整笼蚊虫用乙醚轻麻(或用吸蚊器吸出蚊虫进行麻醉)。将经乙醚轻麻并去翅的蚊虫,放在滴有 0.6％盐水的凹玻片上,置解剖镜下逐个解剖,收集感染蚴于盛有 0.5ml 生理盐水或 Hank's 液(pH 7.0～7.2)玻璃凹皿中备用。

2)贝氏分离浓集法:在 12cm×8cm 玻板上,用试管成批(100 只左右)轻轻滚动轻麻的蚊体,压破蚊虫的外骨骼。再用 38℃左右 Hank's 液,将蚊冲洗至缚有 6～8 层细纱布的贝氏分离器内;分离收集感染蚴,计数备用。

(2)长爪沙鼠的感染

1)吸取少量(约 0.1ml)生理盐水至 1ml 注射器内,再吸入少量空气。

2)吸入感染蚴,使两液之间呈现出一小气泡作标记。

3)将感染蚴用腹腔或皮下注射法接种长爪沙鼠,每只沙鼠感染 100～200 条幼虫。

4)将气泡注入后,再注入一点生理盐水,以保证针头的全部幼虫注入鼠体。

5)将沙鼠饲养于有防蚊设备的饲养笼内。

6)约 3 个月,抽取腹腔液可查到微丝蚴。

(3)长爪沙鼠的保种:沙鼠感染 1 年左右,从沙鼠腹腔内抽取微丝蚴,按上述方法感染蚊媒后再接种沙鼠。

(4)注意事项

1)所用器材要消毒。

2)压蚊时,不要用力过大。

3)整个操作过程最好在恒温室内进行,感染蚴应保温在 28～37℃之间。

(四)作业

绘或标注班氏微丝蚴和马来微丝蚴形态图。

【病例】

病 例 一

女,27 岁,贵州某县人。因畏寒,低烧 1 月,排米汤样尿 3 天,于 1993 年 12 月 18 日入院。患者反复间歇性发烧数年,血液检查微丝蚴(＋＋＋＋),双下肢丝虫性淋巴水肿,尿液混浊度(＋＋＋)。病人入院后第 2 天排乳糜尿 3400ml,第 3 天又排乳糜尿 1500ml。患者随后出现疲乏、神萎、恶心,并呕吐 2 次,面色苍白、四肢发冷,但体温不升(35℃);脉搏由 70 次/分增至

112 次/分,甚至触诊不清;BP 8/5kPa,双下肢有时抽搐。经抗休克处理,休克基本纠正,乳糜尿减少,每天尿量保持在 800~1000ml,病人要求出院。

问题:

1. 患者症状可能是由哪种丝虫寄生所致?

2. 简述患者排乳糜尿的原因及乳糜尿的主要性状。

3. 由于丝虫的寄生,患者晚期还可能出现什么症状?

病　例　二

男,17 岁,广东潮阳人,农民,于 7 月 16 日下水库游泳,17 日出现畏寒、发热,伴右侧睾丸部疼痛,至 18 日发现右侧"睾丸"肿大至鸭蛋大小而就医。

体检:T 38.5℃;精神稍差。右侧阴囊皮肤潮红,附睾肿大并有明显触痛,睾丸右下方有一个 4cm×5cm×8cm 的肿块,无明显触痛,表面光滑,质中等,按之有波动感,局部透光反应(＋)。左侧阴囊及睾丸正常。血常规:WBC 11.6×10⁹/L,N 79％,L 16％,E 5％;血检发现有微丝蚴。

问题:

1. 该病例的正确诊断是什么?

2. 可能是由哪种丝虫寄生所致?

3. 对病人应用什么药物治疗?

【复习思考题】

1. 班氏丝虫病的流行有何特征? 为什么?

2. 两种丝虫的致病特点。

3. 图解简述丝虫的生活史。

4. 试述丝虫慢性阻塞性病变的机制及其临床表现。

5. 班氏丝虫和马来丝虫的寄生部位和主要临床表现有何异同?

6. 简述两种丝虫生活史的异同。

7. 如何对丝虫病进行流行病学监测?

8. 名词解释"夜现周期性""丝虫热""流火""象皮肿""乳糜尿"。

9. 试比较班氏微丝蚴与马来微丝蚴的形态区别。

10. 丝虫病的病原学诊断方法及注意事项。

【参考资料】

1. 马来丝虫成虫的体外培养

(1)从感染的长爪沙鼠腹腔无菌获取马来丝虫成虫,用 Tyrode 液轻轻洗涤 3 次。

(2)取雌雄成虫各一条配对,置于含 6ml 培养液(pH 7.6~7.9)的培养瓶中于 37℃温箱中培养,隔天更换 1 次培养基。当培养液为 Tyrode 含 33.3％小牛血清和少量正常红细胞(每 10ml 培养液加 1 滴)附加 100IU/ml 青霉素、100μg/ml 链霉素时,可保持成虫活力 2~3 周;当基础培养基换为 RPMI1640 或 TC-199 时,成虫活力最长可保持 73 天,最少为 45 天。

2. 马来微丝蚴的体外培养

(1)微丝蚴的收集:取微丝蚴阳性沙鼠,用乙醚麻醉,经碘酒与 70％酒精消毒腹部后,用灭菌的注射器取约 5ml 无菌生理盐水,注入沙鼠腹腔;然后提起沙鼠稍加摇动,使注入的盐水均匀分布于腹腔,用注射器刺入腹腔抽取含大量微丝蚴的腹腔液。

(2)微丝蚴的分离:将上述含有微丝蚴的腹腔液放入成 25°角斜置的直径为 5cm 的玻皿

中,静置 2 小时。用吸管吸取较低处的微丝蚴于离心管中,加入 Hanks,以 50 转/分离心 15 分钟。去上清,Hanks 重悬浮,离心洗涤 4~5 次,获得纯净的微丝蚴。

(3)微丝蚴脱鞘:将分离的纯微丝蚴置于 20mol/L CaCl₂ 无磷酸盐 Hanks 液(HBSS)缓冲剂(pH 7.2~7.4)中,于 37℃温箱中孵育 1~1.5 小时,以 1500 转/分离心 10 分钟,获得人工脱鞘的微丝蚴。

(4)将 100 条左右脱鞘的微丝蚴加入 TC-199 含 5%小牛血清、2μg/ml 葡萄糖、600μg/ml 谷胱酰胺、100IU/ml 青霉素和 100μg/ml 链霉素组成的培养基 4ml 于 28℃下培养。培养液的 pH 值为 7.2~7.4。最快 48 小时可发育至腊肠期,5~6 天为发育高峰。

实验二十一　旋毛形线虫(旋毛虫)

【实验目的和要求】

1. 掌握旋毛虫幼虫囊包(encapsulated larvae)的形态特点和病原学诊断方法。

2. 通过动物实验,熟悉旋毛虫(*Trichinella spiralis*)的生活史和致病作用。

3. 了解旋毛虫成虫的形态特征。

【实验内容】

(一)标本观察

1. 幼虫囊包染色标本(示教与操作)　幼虫囊包[图 5-15、附图 4(10)]寄生于宿主横纹肌细胞内,呈梭形,其纵轴与肌纤维平行,囊包大小为(0.25~0.5)mm×(0.21~0.42)mm,一个囊包内通常含 1~2 条卷曲的幼虫,多的可达 6~7 条。

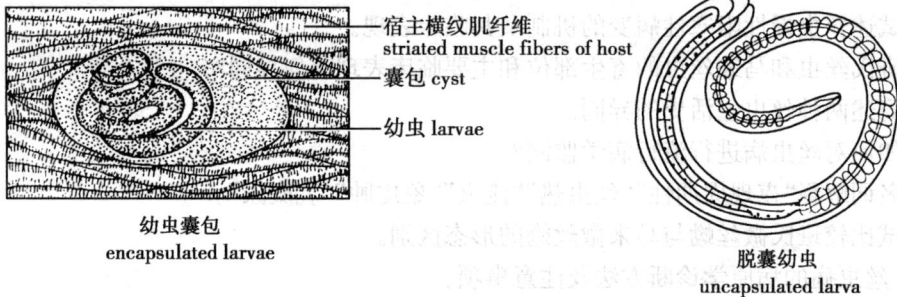

宿主横纹肌纤维 striated muscle fibers of host
囊包 cyst
幼虫 larvae
幼虫囊包 encapsulated larvae
脱囊幼虫 uncapsulated larva

图 5-15　旋毛虫幼虫囊包和脱囊幼虫

Fig. 5-15　Encapsulated larvae in skeletal muscle and non-encapsulated larvae of *Trichinella spiralis*

2. 幼虫囊包活体标本(示教)

3. 成虫染色标本(示教)　虫体(图 5-16)呈细线状,体前端比后端稍细,咽管较长,约占虫体长度的 1/3 至 1/2。雄虫大小为(1.4~1.6)mm×0.04mm,尾端有两叶交配附器;雌虫大小为(3~4)mm×0.06mm,阴门位于体前 1/5 处。雌、雄成虫的生殖器官均为单管型。

(二)动物实验

1. 动物感染和解剖实验(小组操作或示教)

(1)感染方法

1)解剖已感染旋毛虫幼虫囊包 6 周的阳性小白鼠,将肌肉剪成米粒大小。

2)取一小块肌肉压片,镜检囊包数目。

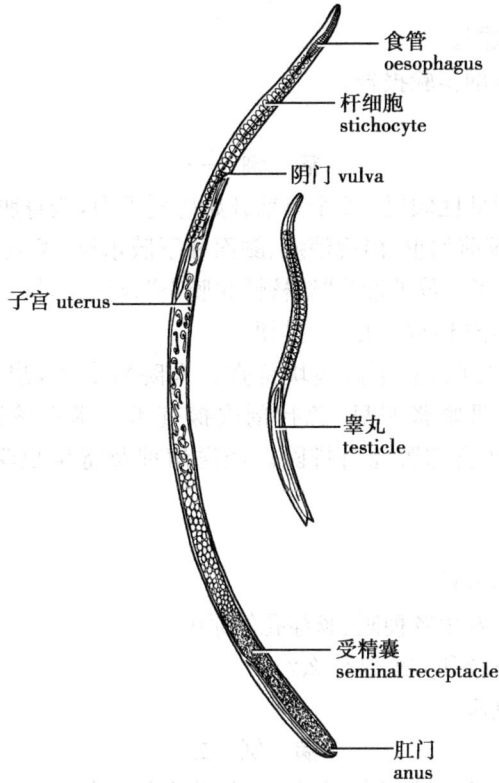

食管
oesophagus

杆细胞
stichocyte

阴门 vulva

子宫 uterus

睾丸
testicle

受精囊
seminal receptacle

肛门
anus

图 5-16　旋毛虫成虫

Fig. 5-16　Adult worm of *Trichinella spiralis*

3)将含有约 30 个囊包的肌肉喂给正常健康小白鼠,饲养 6 周。

(2)解剖观察

1)将已感染旋毛虫幼虫囊包 6 周的小白鼠处死(用颈椎脱臼法),解剖。

2)取膈肌、颊肌、腿部肌肉等米粒大小一粒,置两张载玻片之间,压片后镜检,查找旋毛虫幼虫囊包。

3)取小白鼠小肠,剪开并用清水洗涤、轻刮,在洗涤液的沉渣中查找成虫。

(3)注意事项:操作中注意不要污染操作台及操作者,以免造成环境污染及引起感染;实验结束后对阳性小白鼠尸体、肉粒和实验器械分别在沸水中煮 30 分钟后,清洗器械并高压灭菌消毒,并将阳性小白鼠尸体送焚烧炉处理。

2. 腹腔注入法感染动物(示教)

(1)用绞肉机将含有旋毛虫幼虫囊包的肌肉绞碎,置于含有胃蛋白酶消化液(一般每克肌肉加 60ml 消化液)的三角烧瓶中于 37℃ 温箱消化 10~18 小时,并定时摇动以助消化)。

(2)小心去掉上层消化液。

(3)加 37℃ 的温水反复清洗,离心收集幼虫。

(4)加生理盐水洗涤 2~3 次。

(5)用 8 号针头的 1ml 注射器吸取 100~200 条幼虫,注射于小白鼠或大白鼠的腹腔内。

(6)饲养 5~6 周,可在小白鼠或大白鼠的肌肉中找到幼虫囊包。

（三）作业

1. 绘旋毛虫幼虫囊包图。

2. 写出动物感染和解剖实验报告。

【病例】

病 例 一

女，29岁，河南省洛阳郊区农民。2个月前开始感到乏力，全身肌肉酸痛，伴有低热、盗汗、食欲减退，近1个月症状较前加重，出现消瘦、颜面和下肢水肿，尤其是经常感到右下腹剧痛，腹胀、恶心，时有稀水样腹泻。曾被诊为"结核性腹膜炎"，经抗结核治疗，效果不佳。2天前腹痛再次加剧，并伴有腹胀、呕吐，停止排气、排便。

诊断：入院初诊为肠梗阻，右下腹包块待查。入院后2天，患者突然因腹痛加剧而休克，中下腹部压痛及反跳肌紧张明显，急行剖腹探查术。术后诊断为：①粘连性肠梗阻、肠穿孔；②克隆氏病；③回盲部肿瘤待排除。经送病理及寄生虫学检查，诊断为回肠下段旋毛虫病。

问题：

1. 简述旋毛虫的致病过程？

2. 分析该病例误诊与发生肠梗阻、肠穿孔的原因。

3. 旋毛虫病的感染途径和方式是什么？

4. 应如何防治旋毛虫病？

病 例 二

国庆节期间（10月1日），武汉某学院49名学生从市场购2.6kg瘦猪肉，切成厚度为0.5cm肉块，炭火烤吃。从10月18日至11月3日先后有19人发病。49人中吃肉串10块以上者10人，均发病；吃6～10块者11人，9人发病；吃肉串少于6块的28人未发病。临床表现：19例均有发热，热程一周或超过一周；腓肠肌疼痛，重者全身肌肉疼痛，心悸、胸闷、脉缓，或有烦躁、头痛、表情淡漠、嗜睡等表现。血常规：WBC(8.7～16.0)×10^9/L，E>6%。病原检查：腓肠肌活检4例中有1例找到旋毛虫幼虫囊包。

问题：

1. 本次集体爆发的疾病是什么？

2. 对19例病患者还需做哪些辅助诊断？

3. 简述该虫的生活史？

【复习思考题】

1. 生物源性线虫和土源性线虫的流行分布有何不同？为什么？

2. 图解简述旋毛虫的生活史。

3. 简述旋毛虫对人的致病过程及主要症状。

4. 简述旋毛虫病的流行因素与防治原则。

【参考资料】

1. 旋毛虫幼虫囊包浓集法

(1)将已感染旋毛虫幼虫囊包6周的小白鼠处死解剖。

(2)将肌肉剪成小块，用研钵磨成匀浆，倒入烧杯内，加适量胃蛋白酶消化液，37℃温箱内消化16～20小时。

(3)倾去上清液，加入生理盐水，过滤除去粗渣，沉淀后收集幼虫。

2. 旋毛虫的体外培养

（1）已感染旋毛虫幼虫囊包 3 天的小白鼠处死解剖。

（2）取小白鼠小肠，剪开并用无菌水洗涤，并将小肠剪成 3～5cm 小片段，置于 37℃温箱内孵育 2～3 小时。

（3）挑去小肠片段以及大的脱落黏膜后，自然沉淀法收集成虫，用灭菌生理盐水反复洗涤。

（4）将成虫培养于 TC-199 含 20％胎牛血清附加 100IU/ml 青霉素、100μg/ml 链霉素的培养基中。培养温度为 37℃，湿度为 95％，含 CO_2 为 5％。

（5）培养 24～48 小时后，用 200 目铜网分离成虫与新生蚴，滤液中收集幼虫。

（6）同样方法与条件培养新生蚴。

实验二十二　广州管圆线虫

【实验目的和要求】

1. 掌握广州管圆线虫（*Angiostrongylus cantonensis*）第三期幼虫的形态学特征。

2. 了解广州管圆线虫成虫的形态。

3. 了解中间宿主褐云玛瑙螺（*Achatina fulica*）和福寿螺（*Ampullaria gigas*）的形态。

4. 熟悉广州管圆线虫的感染途径和感染方式。

【实验内容】

（一）标本观察

1. 广州管圆线虫第三期幼虫固定标本（示教）　虫体呈细线状，头圆尾尖细，大小约 (409～489)μm×(25～31)μm，无色透明，体表具有两层外鞘膜。食道位于虫体前半部分，比虫体 1/2 稍短，其后为延伸至虫体末端的肠管结构，肠管中部旁边为圆形或椭圆形生殖原基，肠管末端可见肛孔（图 5-17）。

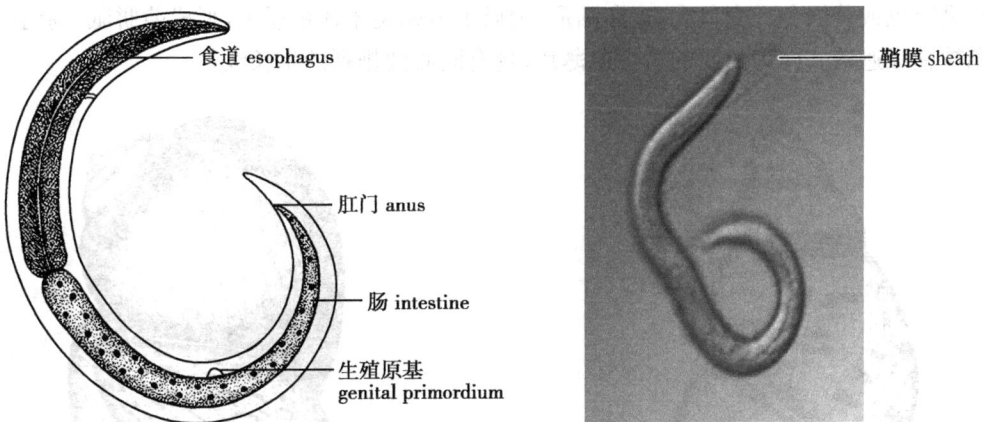

图 5-17　广州管圆线虫第三期幼虫（右图由詹希美供图）

Fig. 5-17　**The third stage larva of *Angiostrongylus cantonensis***（The right picture is provided by Zhan ximei）

2. 广州管圆线虫成虫液浸标本（示教）　成虫（图 5-18）雌雄异体，角皮光滑透明，具环形横纹。头端钝圆，口部直接与棒状食道相通，神经环位于食道中间，排泄孔位于神经环后，开口于虫体腹面,肛孔开口于虫体末端。雄虫约(11～26)mm×(0.21～0.53)mm,尾端为肾形交合伞,可见2根等长的交合刺,有横纹。雌虫较雄虫长,约(17～45)mm×(0.30～0.66)mm,尾端呈斜锥形,子宫乳白色、双管型,与充满血液呈棕红色的肠管相互缠绕成红白相间的螺旋纹,尤为醒目,其内含大量椭圆形虫卵。

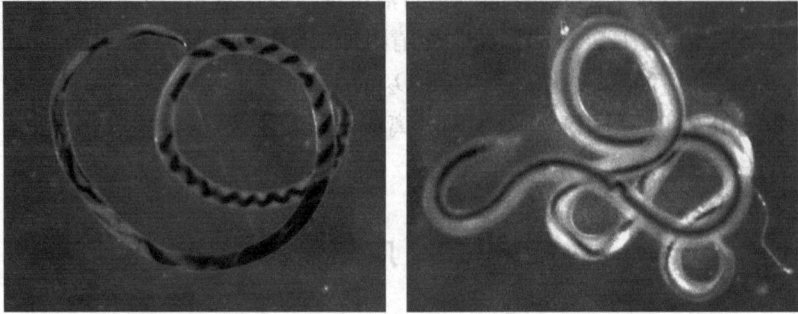

雌虫 female　　　　　　　　　　　雄虫 male

图 5-18　广州管圆线虫成虫(曾炘供图)

Fig. 5-18　Adult worms of *Angiostrongylus cantonensis*(pictures are provided by Zeng xin)

3. 褐云玛瑙螺(*Achatina fulica*)(示教)　褐云玛瑙螺(图5-19)属玛瑙螺科,贝壳大型。外形呈长卵圆形,壳体约130mm(高)×54mm(宽),壳质稍厚,有6.5～8个螺层,螺旋部呈圆锥形,体螺层膨大,壳面呈黄或深黄色,伴有焦褐色雾状花纹,其他螺层伴有断续的棕色条纹,壳内呈淡紫色或蓝白色。壳口椭圆形,外唇薄、锋利,内唇贴覆于体螺层上,形成S形的蓝白色胼胝部,轴缘外折,无脐孔。生长线粗而明显。

4. 福寿螺(*Ampullaria gigas*)(示教)　福寿螺(图5-20)属瓶螺科,贝壳大型。外形呈卵圆形,壳体约55mm(高)×43mm(宽),壳质较厚,有5～6个外凸的螺层,螺旋部低矮,体螺层极膨大,高度占全部壳高的5/6～6/7。各螺层上部呈肩状,以体螺层最为明显。壳面光滑,有光泽,呈绿色或黄绿色。壳口大,近卵圆形,内唇上方贴覆于体螺层上,形成薄胼胝。脐孔大而深,稍被轴缘遮盖。厣为角质的黄褐色薄片,具有同心圆排列的生长线。

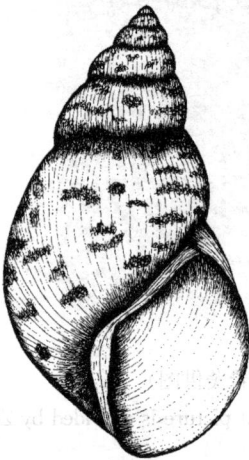

图 5-19　褐云玛瑙螺

Fig. 5-19　*Achatina fulica*

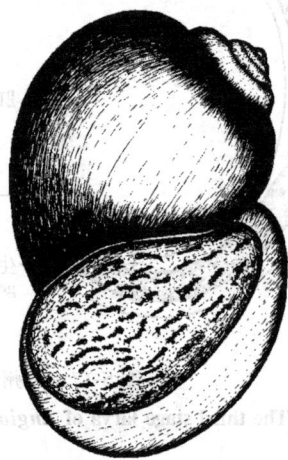

图 5-20　福寿螺

Fig. 5-20　*Ampullaria gigas*

（二）实验操作

匀浆沉淀镜检法查螺体内广州管圆线虫（小组操作）。

1. 取人工感染广州管圆线虫的褐云玛瑙螺1～2只，以铁钳夹碎螺壳并清理干净，保留螺肉。

2. 以剪刀剪碎螺肉，匀浆器匀浆，40目过筛，收集滤液。

3. 滤液自然沉淀2～3次后，取沉渣镜检。

4. 检测到广州管圆线虫第三期幼虫即为阳性。

（三）作业

绘广州管圆线虫第三期幼虫图。

【病例】

男，20岁，广东人。2014年8月4日入院。主诉：腹痛呕吐4天，发热、头痛、四肢无力1天。住院后采用抗生素抗感染治疗，腹痛呕吐好转，但头痛逐渐加剧，5天后，患者出现谵妄、意识模糊并呈进行性加重，第10天出现深度昏迷伴高热、烦躁、颈项强直和颅内压增高等症状。实验室检查：血白细胞 $14.7×10^9/L$，中性粒细胞89.1%，淋巴细胞6.8%，嗜酸性粒细胞38%；脑脊液清亮，脑压420mmHg，嗜酸性粒细胞23%，未见寄生虫。追问病史，患者发病当天曾生食2只褐云玛瑙螺（东方螺）。

问题：

1. 该患者可能感染的病原体是什么？

2. 患者应该采取什么治疗措施？

3. 简述该病体的感染途径与方式，如何预防？

【复习思考题】

1. 简述广州管圆线虫病的感染途径和方式。

2. 简述广州管圆线虫病的主要临床表现，分析其致病机制。

3. 简述广州管圆线虫病的诊断方法。

【参考资料】

一、广州管圆线虫病的临床表现

（一）前驱症状

部分病人在进食螺肉数小时后出现，主要表现为呕吐、腹痛等胃肠道症状或皮疹，持续数天后消失。一般认为是幼虫入侵引起的胃肠道反应或过敏反应。

（二）神经系统临床表现

1. 嗜酸性粒细胞增多性脑（脊）膜炎　主要表现为颅内高压综合征与软脑（脊）膜刺激征，如头痛、皮肤刺痛麻木；外周血和脑脊液中嗜酸性粒细胞增高。病理机制为幼虫移行至颅内或脊髓的蛛网膜下腔所致的脑（脊）膜急性变态反应性炎症，脑实质未受损害。

2. 嗜酸性粒细胞增多性脑膜脑炎　主要表现为脑膜炎及脑炎症状，以头痛、躯体痛为主，脑膜刺激征不明显；外周血和脑脊液中嗜酸性粒细胞增高。是幼虫移行至颅内蛛网膜下腔和脑实质内导致的软脑膜和脑实质的急性过敏性炎症。

3. 嗜酸性粒细胞增多性脑（脊膜）脊髓炎　主要表现为脑炎与脊髓受损症状，外周血与脑脊液中嗜酸性粒细胞增高。为幼虫移行至脑和脊髓所致损伤。

4. 嗜酸性粒细胞增多性脑（脊）膜神经根炎　以肢体、躯体疼痛等神经根刺激症状为主要表现;外周血嗜酸性粒细胞增多。因幼虫在椎管内蛛网膜下腔移行,造成脑脊髓膜、脊神经根的机械刺激和过敏反应所致炎症。

5. 格林-巴利综合征 表现为四肢软瘫,多颅神经根炎等。

(三)神经系统以外临床表现

1. 呼吸系统 可表现为肺出血、肺部虫栓形成、嗜酸性粒细胞性肺炎、肺透明膜形成、肉芽肿性肺炎等多种临床表现。由幼虫移行损伤以及嗜酸性粒细胞浸润所致。

2. 眼部 表现为视力下降,因幼虫直接寄生于眼内所致。

3. 鼻部 有病例报道幼虫可经肺、气管、咽至鼻咽部寄生所致。

(明珍平)

二、广州管圆线虫感染动物模型的建立

(一)中间宿主感染模型的建立

广州管圆线虫(*Angiostrongylus cantonensis*)一期幼虫(Acl1)需在中间宿主内发育至具有感染力的三期幼虫(Acl3)。Acl1 对软体动物有普遍感染性,在实验室内常用模式软体动物光滑双脐螺(*Biomphalaria glabrata*)作为其中间宿主。取广州管圆线虫感染后 40 天的 SD大鼠粪便置于 300 目筛网内,浸没于去氯水中过滤 3~5 小时,反复清洗沉淀得到纯净的 Acl1,感染饥饿处理 24 小时后的光滑双脐螺。感染时把纯净的幼虫,在水底和螺一起放在六孔细胞培养板里,螺会吞食。Acl1 感染螺后约 3 周可发育为 Acl3。

(二)终宿主感染模型的建立

广州管圆线虫(*Angiostrongylus cantonensis*)三期幼虫(Acl3)可经口感染终宿主。大鼠是广州管圆线虫的适宜宿主,人和小鼠是非适宜宿主。在实验室内维持生活史常用 SD 大鼠作为终宿主,取阳性光滑双脐螺组织剪碎消化 3~5 小时,在解剖镜下吸取 Acl3,用灌胃法(50 L3/只)感染 SD 大鼠。ACL3 感染 SD 大鼠后约 40 天可发育至成虫,鼠粪镜检可见大量活动的 Acl1。小鼠的感染方法与大鼠相同,Acl3 剂量降低至 30 L3/只,Acl3 在小鼠脑部停滞,鼠粪不能查见 Acl1。

(曾 炘)

实验二十三 粪类圆线虫

【实验目的和要求】

1. 掌握粪类圆线虫(*Strongyloides stercoralis*)杆状蚴和丝状蚴形态特征。

2. 掌握粪类圆线虫的病原学诊断方法。

3. 熟悉粪类圆线虫的感染途径和感染方式。

【实验内容】

(一)标本观察

1. 杆状蚴和丝状蚴的卡红染色标本(示教)

(1)杆状蚴(rhabtidiform larva):杆状蚴(图 5-21)头端钝圆,尾部尖细,长约 0.2~0.45mm,具双球型咽管。

(2)丝状蚴(filariform larva):见图 5-21。丝状蚴即感染期幼虫,虫体细长,长约 0.6~0.7mm,咽管约为体长的 1/2,尾端具细小分叉,生殖原基位于虫体后部。粪类圆线虫的丝状

蚴与钩虫和东方毛圆线虫的幼虫极为相似,应注意鉴别(图 5-22)。

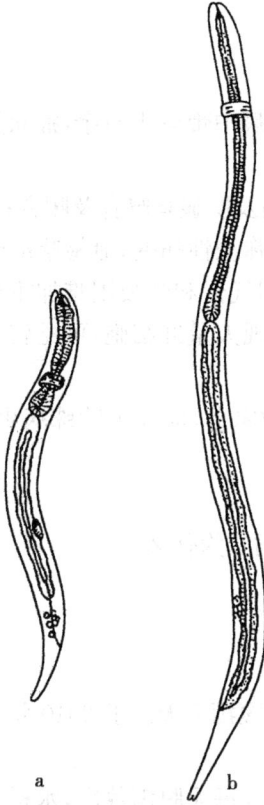

图 5-21　粪类圆线虫幼虫

A. 杆状蚴;B. 丝状蚴

Fig. 5-21　larva of *Strongyloides stercoralis*

A. rhabtidiform larva;B. filariform larva

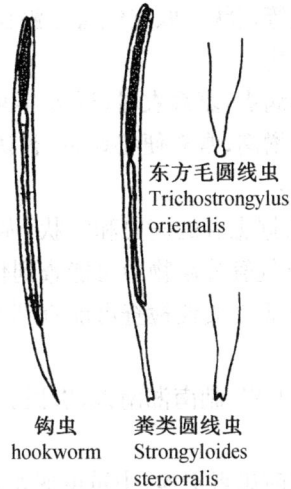

图 5-22　三种线虫丝状蚴形态比较

Fig. 5-22　Morphological comparison of three species of filariform larva

2. 虫卵固定标本(示教)　虫卵形似钩虫卵,呈椭圆形,两端较圆,但较小,大小为$(50\sim58)\mu m \times (30\sim34)\mu m$,部分卵内含胚幼。卵壳很薄,无色透明。

(二)实验操作

直接涂片法(个人操作)。

(1)检查材料:新鲜粪便、痰、尿或脑积液。连续涂片 3 张,可提高检出率。

(2)操作步骤

1)加 1 滴生理盐水于洁净的载玻片中央,用竹签挑取米粒大小的粪便,或分别取 1 滴痰液、尿或脑积液,与生理盐水混匀,均匀涂片。

2)盖上盖玻片,先低倍镜检查,必要时用高倍镜观察。

3)观察虫体时,滴加卢氏碘液,可使幼虫呈现棕黄色,且虫体的结构特征清晰,便于鉴别。

4)观察:阳性标本可检获杆状蚴或丝状蚴。在粪便中,如能同时查见杆状蚴和丝状蚴,即可提示该患者存在自身感染。腹泻患者的粪便有可能查见虫卵。

5)由于患者有间歇性排虫现象,故病原检查应进行多次。

(三) 作业

标注杆状蚴、丝状蚴形态图。

【病例】

病　例　一

女,60 岁,湖南涟源人,家庭妇女,因哮喘伴咳嗽吐痰及痰中带血 1 月余,症状加重伴腹泻和发热 3 天于 2011 年 11 月入住医院诊治。

入院时患者神志清楚,重症病容,呼吸较急促;两肺可闻及明显哮鸣音及啰音;全身淋巴结和肝脾不大,腹部有轻度触痛感;X 线胸片结果显示两肺呈弥漫性病变;血检嗜酸性粒细胞不高。作抗菌和对症治疗后,咳痰量增加,痰液中含血块,胸闷气促和呼吸困难加重伴有腹泻和神志不清等症状。取支气管分泌物送病理科作涂片检查发现大量红细胞,可见较多可疑寄生虫幼虫结构。

询问病史:家系农村,近 5 年来一直居住在长沙市内做家务,既往无特殊病史,近三年来发现血糖增高,常有便秘现象,否认有服用激素史。

问题:

1. 根据患者的病史和症状,你怀疑患者患什么寄生虫病? 为什么?

2. 支气管分泌物中可能查到什么寄生虫?

3. 取患者粪便检查可能查到什么寄生虫(期)?

病　例　二

男,71 岁,湖南湘南人,农民。因反复腹泻 3 个月,水样腹泻 7 天。于 2010 年 7 月住入医院诊治。

入院时患者消瘦,中重度脱水,呈恶病质状态,食欲不振,每天腹泻数次,水样大便可闻及明显异味,伴有咳嗽吐痰。心律无异常,肺部可闻及哮鸣音,腹部平软、脐周有压痛,无反跳痛,肝、脾及全身淋巴结未触及,血检嗜酸性粒细胞不增高。

询问病史:患者经常有腹泻或便秘以及皮肤出现荨麻疹或皮疹史。

问题:

1. 你认为该患者可能患什么寄生虫病? 为什么?

2. 应该如何进一步询问病史,帮助诊断?

3. 应该给患者做什么病原学检查以确诊?

【复习思考题】

1. 比较粪类圆线虫寄生世代的生活史与钩虫生活史的异同?

2. 如何诊断粪类圆线虫病?

3. 同时出现消化道和呼吸系统症状的病例,应该考虑什么寄生虫病? 为什么?

(何　蔼)

实验二十四　肠道寄生虫病原学检查

【实验目的和要求】

1. 掌握常用的粪便检查方法。

2. 自检粪便、驱虫。

【实验内容】

(一)粪便检查

1. 直接涂片法(direct smear method)(示教与操作) 主要用于检查蛲虫卵及原虫活滋养体。连续涂片 3 张,可提高检出率。

(1)操作步骤

1)加 1 滴生理盐水于洁净的载玻片中央,用竹签挑取米粒大小的粪便与生理盐水混匀,均匀涂片。

2)盖上盖玻片,先低倍镜检查,必要时用高倍镜观察。

(2)注意事项

1)粪便量要适中。粪便过多,则涂片太厚不利于观察;粪便太少,则涂片太薄影响检出率。制好的涂片厚度以透过涂片能隐约看到课本的字体为适宜。

2)粪便中含有各种植物细胞、酵母菌、花粉、植物纤维和未完全消化的食物残渣等(见附图1),容易与虫卵混淆,必须注意鉴别。

3)制好的涂片不能干燥,否则不易辨认虫卵。

4)如果用于检查原虫活滋养体,应及时送检并注意保温。

2. 饱和盐水浮聚法(brine flotation)(示教与操作) 用于检查比重较轻的虫卵,主要用于检查钩虫卵(图 5-23)。

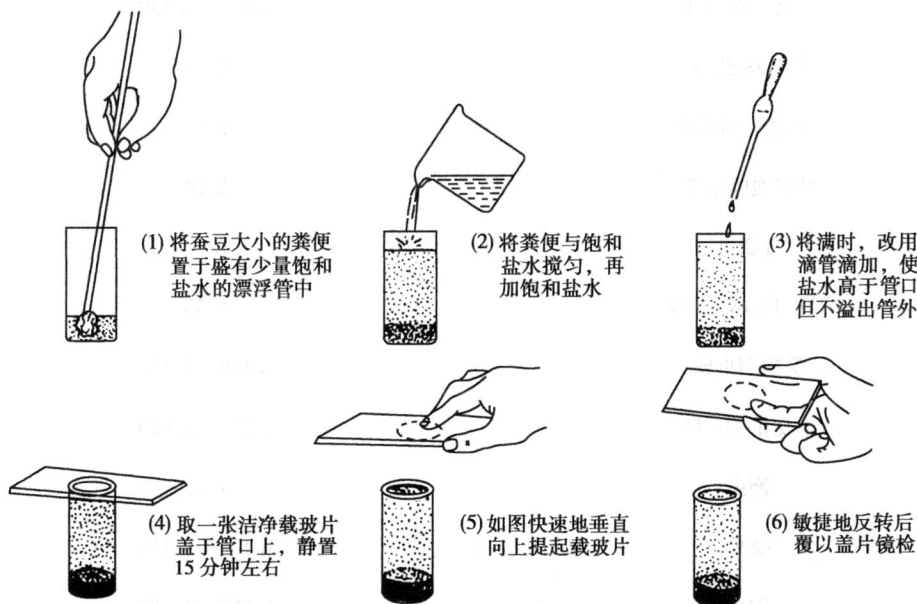

(1) 将蚕豆大小的粪便置于盛有少量饱和盐水的漂浮管中

(2) 将粪便与饱和盐水搅匀,再加饱和盐水

(3) 将满时,改用滴管滴加,使盐水高于管口但不溢出管外

(4) 取一张洁净载玻片盖于管口上,静置15分钟左右

(5) 如图快速地垂直向上提起载玻片

(6) 敏捷地反转后覆以盖片镜检

图 5-23 饱和盐水浮聚法

Fig. 5-23 The brine flotation

(1)实验原理:饱和盐水比重为 1.20,钩虫卵的比重为 1.06。故钩虫卵能在饱和盐水中上浮,检出率远较直接涂片法高。

(2)操作步骤

1)将少量饱和盐水倒入浮聚瓶或青霉素小瓶中。

2)用竹签挑取黄豆粒大小粪便(约 1g)一块置于小瓶中搅拌成糊状,注意不要留有粪块。

3)加饱和盐水至瓶口时,改用滴管慢慢滴加,使液面略凸出瓶口水平但不溢出,如有粪渣或气泡必须除去。

4)盖上一清洁载玻片,使载玻片和液面充分接触,不要留有气泡或空隙,静置 15～20 分钟。

5)将载玻片垂直提起,并迅速翻转以防止玻片上的液体滴落,擦干玻片下面的水分,盖上盖玻片,置于显微镜下观察。

（3）注意事项

1)用载玻片覆盖瓶口液面时勿产生气泡。

2)浮聚瓶口径过大或瓶身太高均会降低检查效果。

3)粪量过多会使浮聚液比重下降而影响检出结果。

4)静置时间要适宜,不要超过 20 分钟,否则由于渗透压的改变致虫卵下沉而影响检出结果。

（4）常见蠕虫卵、包囊的比重见表 5-3。

表 5-3　常见蠕虫卵、包囊的比重

虫卵或包囊	比重
华支睾吸虫卵	1.170～1.190
肝片吸虫卵	1.20
布氏姜片吸虫卵	1.19
日本血吸虫卵	1.20
带绦虫	1.14
微小膜壳绦虫卵	1.05
受精蛔虫卵	1.110～1.130
未受精蛔虫卵	1.210～1.230
鞭虫	1.15
蛲虫	1.105～1.115
钩虫	1.055～1.080
毛圆线虫卵	1.115～1.130
溶组织内阿米巴包囊	1.060～1.070
结肠内阿米巴包囊	1.07
微小内蜒阿米巴包囊	1.065～1.070
蓝氏贾第鞭毛虫包囊	1.040～1.060

3. 自然沉淀法（sedimentation method）（示教与操作）　又称水洗沉淀法（图 5-24）。

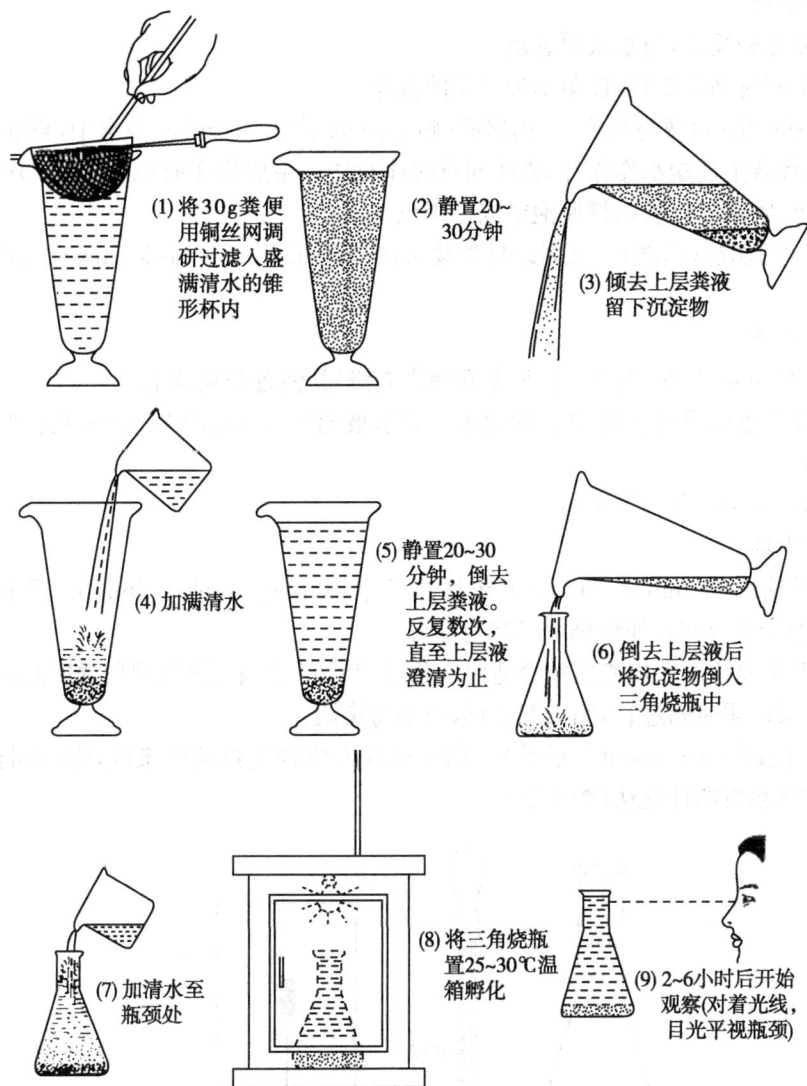

(1) 将30g粪便用铜丝网调研过滤入盛满清水的锥形杯内

(2) 静置20~30分钟

(3) 倾去上层粪液留下沉淀物

(4) 加满清水

(5) 静置20~30分钟，倒去上层粪液。反复数次，直至上层液澄清为止

(6) 倒去上层液后将沉淀物倒入三角烧瓶中

(7) 加清水至瓶颈处

(8) 将三角烧瓶置25~30℃温箱孵化

(9) 2~6小时后开始观察(对着光线，目光平视瓶颈)

图 5-24　粪便水洗沉淀法及毛蚴孵化法

Fig. 5-24　The sedimentation method and miracidium hatching method

(1)实验原理:根据原虫包囊和蠕虫卵的比重比水大,可沉积于水底的原理而设计。因检查所取的粪便较多,有助于提高检出率。但比重较小的钩虫卵和某些原虫包囊则效果较差。

(2)操作步骤

1)取粪便约 20～30g 置小烧杯内,加水少许,用玻璃棒搅成糊状,并加水稀释成混悬液。

2)经两层纱布或金属筛(40～60 孔),滤入尖底量杯(或大试管)内,并加清水至杯(管)口,静置 25 分钟,倾去上液,重新加满清水。

3)每 15～20 分钟换水一次(共 3～4 次),倾去上层液 4/5,留粪渣,加水,直至上液清晰为止。最后倾去上液,取适量沉渣于载玻片上,盖上盖玻片,镜检。

4)也可将上述滤渣粪液离心(2000r/m)1～2 分钟,倒去上液,注入清水再离心,并反复3～

4次,使上液澄清后,倾之,取沉渣镜检,此法称为离心沉淀法。

(3)注意事项

1)粪便要充分搅开,与水成混悬液。

2)倾去上液时动作要轻,以免倒掉下层的液体。

4. 碘液染色法(示教与操作) 用碘液(碘化钾 4g 溶于 100ml 蒸馏水中,再加碘 2g,溶解后即可应用)代替生理盐水作涂片,方法同直接涂片法。主要用于查原虫包囊,染色后包囊呈黄色或棕黄色,阿米巴包囊内糖原泡染成棕褐色。

5. 厚涂片透明法(示教) 又名改良加藤法(modified Kato's thick smear),适用于蠕虫卵检查。

(1)操作步骤

1)取大约 50mg 去渣(用 100 目尼龙筛除去粪渣)粪便置载玻片上。

2)在粪便上盖以浸透甘油-孔雀绿溶液的亲水玻璃纸(22mm×30mm),用橡胶塞轻压,使粪便均匀铺开。

3)室温置 30~60 分钟后镜检。

(2)注意事项

1)亲水玻璃纸(22mm×30mm)须在甘油-孔雀绿溶液(甘油 100ml,3% 孔雀绿 1ml,水100ml)浸泡至少 24 小时,使玻璃纸显绿色即可。

2)使用此法要注意保持粪膜的合适厚度和透明时间,如果粪膜较厚、透明时间又短,虫卵难以发现;如果透明时间过长,则虫卵变形,也不易辨认。

6. 虫卵计数法(egg count)(示教) 用于估计人体寄生虫的感染度,常用司徒尔(Stoll)法,即司徒尔稀释虫卵计数法(图 5-25)。

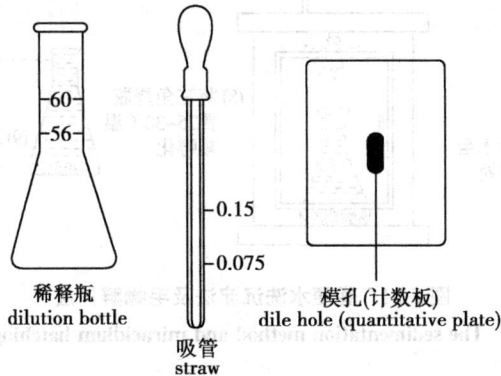

图 5-25 司徒氏稀释虫卵计数瓶(左)、吸管(中)及定量板(右)
Fig. 5-25 The dilution bottle(left),straw(middle)and quantitative plate(right)for Stoll egg count

(1)操作步骤

1)用特制的三角烧瓶(或普通三角烧瓶),容量为 65ml 左右,在烧瓶的颈部相当于 56ml和 60ml 处有两个刻度。

2)把 0.1ml/L NaOH 溶液倒入瓶内至 56ml 处,再慢慢地加入粪便,到液面上升到 60ml处(约等于 4g 粪便)。

3)放 10 余颗玻璃珠入瓶内,用橡胶塞塞紧瓶口,充分摇动,使其成为十分均匀的混悬液

(务使粪块充分溶解)。

4)2小时后(必要时过夜),进行计数。计数吸取时要充分摇匀,用有刻度的小吸管吸取0.075ml 或 0.15ml 粪液置于载玻片上,加盖玻片,在低倍镜下计数全张的虫卵数,乘以 200(取样 0.075ml)或 100(取样 0.15ml)即得到每克粪便虫卵数(egg per gram,EPG)。一般连数 2 张,求虫卵的平均数。

5)雌虫数=每克粪便含卵数×24 小时粪便克数÷已知雌虫数每天排卵总数;成虫总数=雌虫总数×2。

(2)注意事项:由于粪便的性状对估算结果有明显的影响,因此不成形粪便中的虫卵数应再乘粪便性状系数加以调整,即半成形粪便×1.5,软湿粪便×2,粥状粪便×3,水泻粪便×4。

7. 定量透明法(示教)

适用于各种蠕虫卵的检查和计数。

(1)操作步骤

1)此法采用聚苯乙烯定量板(图 5-25),大小为 40mm×30mm×1.37mm,模孔为一长圆孔,大小为 8mm×4mm,两端呈半圆形,所取的粪样平均为 41.7mg。

2)将大小约 4cm×4cm 的 100 目尼龙网或金属筛覆盖于粪便标本上,自筛网上用刮片刮取粪便,置定量板与载玻片上。

3)用两指压住定量板的两端,将刮片上的粪便填满模孔,刮去多余粪便。

4)掀起定量板,载玻片上留下一长形粪条。

5)在粪条上覆盖含甘油-孔雀绿溶液的亲水玻璃纸,展开后加压,使玻璃纸下的粪便铺成长椭圆形。

6)经过 1~2 小时透明后置于显微镜下检查虫卵并计数。将所得虫卵数×24,再乘上粪便性状系数,即为每克粪便虫卵数。

(2)注意事项:切记每克粪便虫卵数的计算要乘以粪便性状系数。

常见蠕虫的每条雌虫每天排卵数见表 5-4。

表 5-4 各种蠕虫每条雌虫每日排卵数

虫名	产卵数/日/条(平均数)
华支睾吸虫	1600~4000(2400)
布氏姜片吸虫	15 000~48 000(25 000)
卫氏并殖吸虫	10 000~20 000
日本血吸虫	1000~3500
猪带绦虫	30 000~50 000/孕节
牛带绦虫	97 000~124 000/孕节
十二指肠钩虫	10 000~30 000(24 000)
美洲钩虫	5000~10 000(9000)
蛔虫	234 000~245 000(240 000)
鞭虫	1000~7000(2000)

（二）肛门外检查蛲虫卵（示教）

1. **透明胶纸法**　用长约 6cm,宽约 2cm 的透明胶纸粘压肛周皮肤,取下胶纸,将有胶面平贴玻片上,镜检。本法检查蛲虫卵以清晨起床前进行为宜。

2. **棉签拭子法**　取一棉拭子蘸生理盐水,并挤出多余盐水,在肛门皱褶处擦拭之。然后将棉拭子在生理盐水小试管中充分振荡,经沉淀后,取沉渣镜检。或将棉签在饱和盐水中充分振荡,用浮聚法检查。

（三）排泄物或分泌物检查（示教）

十二指肠液和胆汁检查:检查肝吸虫卵、贾第虫滋养体等,可用直接涂片法或离心沉淀法等。

（四）活组织检查（示教）

肠黏膜检查:从肠黏膜病损组织中,可查到血吸虫卵及溶组织内阿米巴滋养体。

1. **检查血吸虫卵**　用直肠镜取米粒大小肠组织,水洗后,夹于两张载玻片间,轻压镜检,可见活虫卵或死卵。也可作病理切片后检查。

2. **检查溶组织内阿米巴大滋养体**　用乙状结肠镜从溃疡边缘或深层刮取溃疡组织,置于载玻片上,加生理盐水后覆盖片,轻压,镜检。

（五）作业

写出自检粪便的实验报告。

【复习思考题】

1. 试述直接涂片法、饱和盐水浮聚法和自然沉淀法的特点及优缺点。

2. 用直接涂片法、饱和盐水浮聚法和自然沉淀法检查粪便可分别查到哪些寄生虫的哪些时期?

【参考资料】

（一）其他粪便检查方法

1. **金胺-酚染色法**（auramine-phenol staining）　金胺-酚染色法用于检查隐孢子虫卵囊。

(1)染液配制

第一液:1g/L 金胺-酚染色液(金胺 0.1g,苯酚 5.0g,蒸馏水 100ml)。

第二液:3％盐酸酒精(盐酸 3ml,95％酒精 100ml)。

第三液:1g/L 高锰酸钾液(高锰酸钾 0.5g,蒸馏水 100ml)。

(2)染色步骤:滴加第一液于晾干的粪膜上,10～20 分钟后水洗;滴加第二液,1 分钟后水洗;滴加第三液,1 分钟后水洗,待干;荧光显微镜下检查。

(3)镜检:低倍荧光镜下可见卵囊为小圆形亮点,发出乳白色荧光;高倍荧光镜下卵囊呈乳白色或略带绿色,多数卵囊周围深染,中央淡染,呈环状,核深染偏位,部分卵囊全部深染。染色标本中可出现非特异性荧光颗粒,应注意鉴别。

2. **改良抗酸染色法**（modified acid-fast staining）　改良抗酸染色法也用于检查隐孢子虫卵囊。本法适用于不具备荧光显微镜的实验室。

(1)染液配制

第一液:苯酚复红染色液(碱性复红 4g,95％酒精 20ml,苯酚 8ml,蒸馏水 100ml)。

第二液:10％硫酸溶液(纯硫酸 10ml,蒸馏水 90ml,边搅拌边将硫酸徐徐倾入水中)。

第三液:20g/L 孔雀绿液(20g/L 孔雀绿原液 1ml,蒸馏水 10ml)。

(2)染色步骤:滴加第一液于晾干的粪膜上,1～10 分钟后水洗;滴加第二液,1～10 分钟后水洗;滴加第三液,1分钟后水洗,待干;置显微镜下检查。

(3)镜检:标本染色后,在显微镜下卵囊呈玫瑰红色,圆形或卵圆形,背景为绿色。如果染色和脱色时间短,卵囊内子孢子边界不清楚;如果染色和脱色时间长,卵囊内子孢子边界清楚。卵囊内子孢子均染成玫瑰红色,子孢子呈月牙形,共四个。其他非特异性颗粒染成蓝黑色,容易与卵囊区分。必要时,用油镜观察,可提高检出率和准确性。

3. 金胺-酚染色-改良抗酸复染法 利用此法检查隐孢子虫卵囊,可克服上述染色法的缺点,进一步提高检出率和准确性。

先用金胺-酚染色后,再用改良抗酸染色法复染。使用光学显微镜观察,卵囊同抗酸染色法所见,但非特异性颗粒被染成蓝黑色,两者颜色截然不同,容易区别。

4. 离心沉淀法(centrifuge sedimentation) 用铜筛或双层纱布将粪便混悬液过滤去渣后置于离心管中,以1500~2000r/m离心1~2分钟,弃上液,加入清水混匀,再离心沉淀,重复3~4次,直至上液清晰。最后弃上液,吸取沉淀物镜检。

5. 汞碘醛离心沉淀法(merthiolate-iodine-formaldehyde centrifugation sedimentation method,MIFC) 取粪便1g,加10ml汞碘醛溶液混匀,用铜筛或双层纱布过滤后置于15ml离心管中,加入乙醚4ml,充分摇匀,静置2分钟,1600r/m离心2分钟使混悬液分成乙醚、粪渣、汞碘醛及沉淀物4层,吸出上液,取沉淀物镜检。

汞碘醛溶液的配制:①汞醛液:硫柳汞酊(柳汞1g溶于1000ml 70%酒精中)200ml,40%甲醛25ml,甘油5ml,蒸馏水200ml。②卢戈氏碘液:碘5g,碘化钾10g,蒸馏水100ml。该液保存在棕色瓶内,且不宜超过1周。③取汞醛液9.4ml,卢戈氏碘液0.6ml,混合即用。检查时临时配制。

6. 硫酸锌离心浮聚法(zinc sulfate centrifuge flotation) 此法适用于检查原虫包囊、球虫卵囊、线虫卵和微小膜壳绦虫卵。取粪便约1g,加10~15倍的水,充分搅碎、混匀,用铜筛或双层纱布将粪便混悬液过滤去渣后置于离心管中,以1500~2000r/m离心1~2分钟,弃上液,加入清水混匀,再离心沉淀,重复3~4次,直至上液清晰。最后倒去上液,在沉渣中加入比重1.18的硫酸锌液(33%的溶液),调匀后再加硫酸锌溶液至离管口1cm处,离心1分钟。用金属环取表面粪液置于载玻片上,加碘液一滴,盖上盖片即可镜检。

7. 蔗糖溶液离心浮聚法(flotation method with sucrose solution) 此法适用于检查粪便中隐孢子虫的卵囊。取粪便约5g,加水15~20ml,用260目尼龙袋或4层纱布过滤。取滤液离心5~10分钟,吸弃上清液,加蔗糖溶液(蔗糖500g,蒸馏水320ml,苯酚6.5ml)再离心,后续步骤同饱和盐水浮聚法,取其表面液镜检。镜下卵囊透明无色,囊壁光滑,内含一个小暗点和呈淡黄色的子孢子。因为1小时后卵囊脱水变形不易辨认,因此应立即镜检。

8. 钩蚴培养法(culture method for hookworm larvae) 根据钩虫卵在适宜条件下可在短时间内孵出幼虫的原理而设计的方法(详见实验十八)。

9. 毛蚴孵化法(miracidium hatching method) 依据血吸虫卵内的毛蚴在适宜温度的清水中,短时间内即可孵出的特性而设计的方法(详见实验十一)。

10. 淘虫检查法 从感染者的粪便中掏取驱除的虫体进行鉴定与计数,此法用于考核驱虫效果。

取感染者服药后24~72小时的全部粪便,加水搅拌,用筛(40目)或纱布滤出粪渣,经水反复冲洗后,倒在盛有清水的大型玻皿内,检查虫体。检查混杂在粪渣中的虫体时,应在玻皿下衬以黑纸。

11. 带绦虫孕节检查法　用清水洗净送检的绦虫节片,将节片平置于两张载玻片之间,轻轻压平,对光观察孕节内部结构,并根据子宫分支的数目鉴定虫种。必要时,也可用注射器从孕节后端正中插入子宫内徐徐注射碳素墨水或卡红染液,待子宫分支显现后观察并计数子宫侧分支数。

卡红染液配制:钾明矾饱和液 100ml,卡红 3g,冰醋酸 10ml。混合液置于 37℃温箱过夜,过滤后即可使用。

(二)培养法

溶组织内阿米巴培养:常用洛克氏(Locke)营养琼脂血清培养基。

1. 培养基配制

(1)固体部分:牛肝精 3g,蛋白胨 5g,琼脂 15g,洛克氏液 1000ml。将上述成分混合放入 1000ml 烧杯中,在沸水浴中溶解,分装于试管内,每管 4～5ml,经 15～20 分钟高压灭菌,放成斜面,冷却后置冰箱备用。

(2)洛克氏液:氯化钠 8g,氯化钾 0.2g,氯化钙 0.2g,氯化镁 0.01g,磷酸氢二钠 2g,磷酸二氢钾 0.3g,蒸馏水 1000ml。配制时将氯化钙、氯化镁另分装于小瓶,高压灭菌后再合并以免发生沉淀。洛克氏液每次配 2000ml。

(3)米粉消毒:将米粉分装入小瓶,经 15～20 分钟高压灭菌后置 70℃烤箱 30 分钟,备用。

(4)血清灭活:将兔(或人、牛)血清装入试管,置于 56℃水浴中灭活 30 分钟,备用。

2. 操作方法　在每培养管内加洛克氏液 2ml、灭活血清 0.5ml、米粉、青霉素和链霉素少许,置温箱内预热 15 分钟后,用白金耳挑取豌豆大粪便在培养管壁上研碎混于培养液中,如为黏液血便可取 1ml 混于培养液。置 37℃温箱中经 24～48 小时后检查,若需保种,可每隔 3～4 天转种 1 次。

(程彦斌)

第六部分　节肢动物

实验二十五　蚊

【实验目的和要求】

1. 通过观察蚊虫(mosquito)生活史各期形态特征和发育特点,掌握昆虫纲昆虫的共同特征。

2. 掌握按蚊、库蚊、伊蚊三属蚊成虫鉴别要点。

3. 熟悉蚊虫与疾病的关系。

4. 了解按蚊、库蚊、伊蚊三属蚊幼虫、卵的鉴别要点。

5. 了解蚊幼虫孳生地的类型和特点。

【实验内容】

（一）标本观察

1. 三属蚊成虫活标本(示教)　蚊(图 6-1、图 6-2)为小型双翅目昆虫,成蚊体长为 1.6～12.6mm,体色呈灰褐色,棕褐色或黑色。虫体分头、胸、腹三部分。观察活体标本注意蚊体色,翅上斑点及停留姿态。注意三属蚊成虫的鉴别要点。

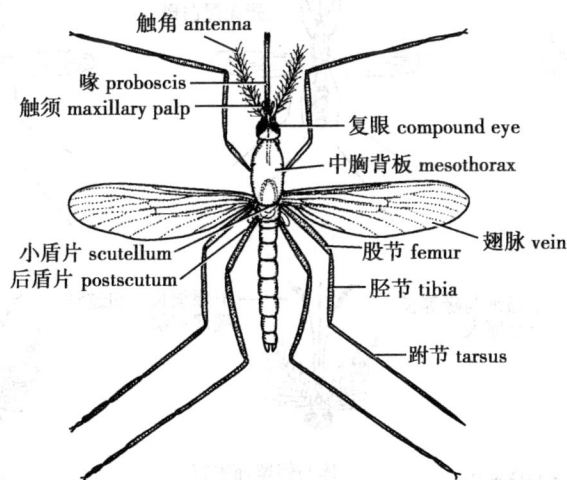

图 6-1　成蚊结构示意图
Fig. 6-1　Diagram of adult mosquito

（1）按蚊属(*Anopheles*)：体灰色,无斑,通常翅前缘有黑色和白色鳞片形成黑白斑。静止时喙与身体成一直线与停留面成锐角,某些按蚊接近直角。

（2）库蚊属(*Culex*)：体多为棕色,无斑,翅无黑色和白色鳞片形成黑白斑。静止时喙与身体成钝角,身体与停留面平行。

（3）伊蚊属(*Aedes*)：体多为黑色,间有白纹,足有白环,翅无斑点。静止时喙与身体成钝

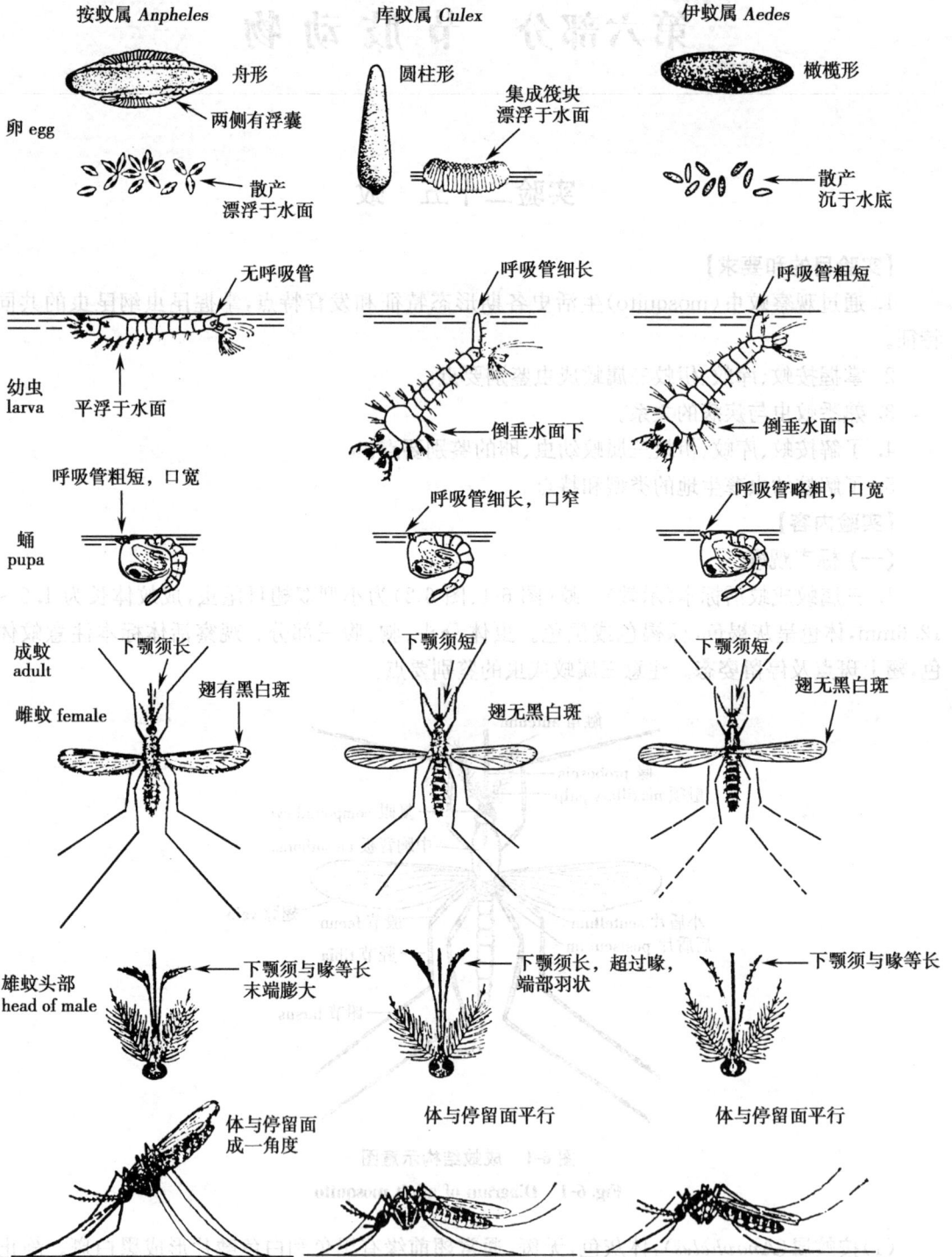

图 6-2　三属蚊虫鉴别示意图

Fig. 6-2　Identification of Genus *Anopheles*, *Culex* and *Aedes*

角,身体与停留面平行。

2. 三属蚊成蚊针插标本(示教)

(1)按蚊成蚊针插标本。

(2)库蚊成蚊针插标本。

(3)伊蚊成蚊针插标本。

用放大镜观察三属蚊的头、胸、腹三部分,见图6-1、图6-2。

头部:近似球形,有一对复眼、触角、触须和一根粗长的喙。按蚊成虫雌、雄的触须与喙等长,雄蚊的触须末端膨大。库蚊成虫雌蚊的触须比喙短,雄的触须比喙长,触须末端不膨大。伊蚊成虫雌蚊的触须比喙短,雄的触须与喙等长,触须末端不膨大。注意触须和喙上的黑白斑或白环。如三带喙库蚊的喙中段有一宽阔白环。

胸部:有细长分节的足三对,狭长的翅一对。按蚊翅前缘有黑白斑。白纹伊蚊在中胸盾片上有一正中的白色纵纹。

腹部:分11节。注意背板后缘的白色横带(见于库蚊)。

3. 蚊虫头部标本(图6-3、图6-4)

(1)按蚊头部玻片标本(示教与操作)

1)复眼:位于头部前方两侧。

2)触角:鞭状,共15节,向两端伸出,第一节为柄节,第二节为梗节,第三节以后为鞭节。每节鞭节有轮毛。雄蚊轮毛长而密,雌蚊轮毛疏短。

3)触须:雄蚊和雌蚊的触须与喙几乎等长,雄蚊的触须末端2节膨大。

4)喙:呈细管状,由下唇和口器组成。下唇背面凹入形成鞘状结构,口器藏于其内。唇末端有两个小唇瓣。口器为刺吸式,由六根刺针组成,包括上内唇及舌各一个,上颚及下颚各一对。

(2)库蚊头部标本(示教):雌蚊和雄蚊除触角轮毛不同外,雌蚊触须较喙短,雄蚊触须较喙长。

4. 三属蚊卵活标本(示教) 注意各种不同蚊卵在水中的不同分布状态和排列,见图6-2。

(1)按蚊卵:外形似小艇状,中部两侧有浮囊,单个分散在水面上。

(2)库蚊卵:圆锥形,无浮囊。一端较粗,互相集结呈竹筏状,浮在水面。

(3)伊蚊卵:纺锤形,无浮囊,分散,常单个沉在水底。

5. 三属蚊幼虫活标本观察(示教) 见图6-2。蚊幼虫体分头、胸、腹三部分。头略似球形,具复眼、单眼和触角各1对,复眼在二龄幼虫才出现。咀嚼式口器,具口刷及毛或毛丛。胸部甚大,呈方形,不分节,上有毛或毛丛。腹部分9节,第1~7节有明显的分界,第8~9节不明显。第8节背面具有气孔器或细长的呼吸管,是幼虫期分类的重要依据。幼虫各节具毛甚多。幼虫的毛或毛丛,在分类上甚为重要。

(1)按蚊:尾端无呼吸管,只有一对气门,腹部背面有掌状浮毛,静止时体与水面平行。

(2)库蚊:尾端有一长而细的呼吸管,静止于水面时头下垂,身体与水面成一角度,倒挂在水中。

(3)伊蚊:尾端的呼吸管短而粗,静止于水面时体态如库蚊。

6. 蛹活标本观察(示教) 体形呈逗点状,分头胸和腹部。头胸部有一对眼,即将来成蚊的复眼。隐约可见触角、足、翅及其他附属器官。头胸部背面有喇叭形呼吸管一对。腹部分九

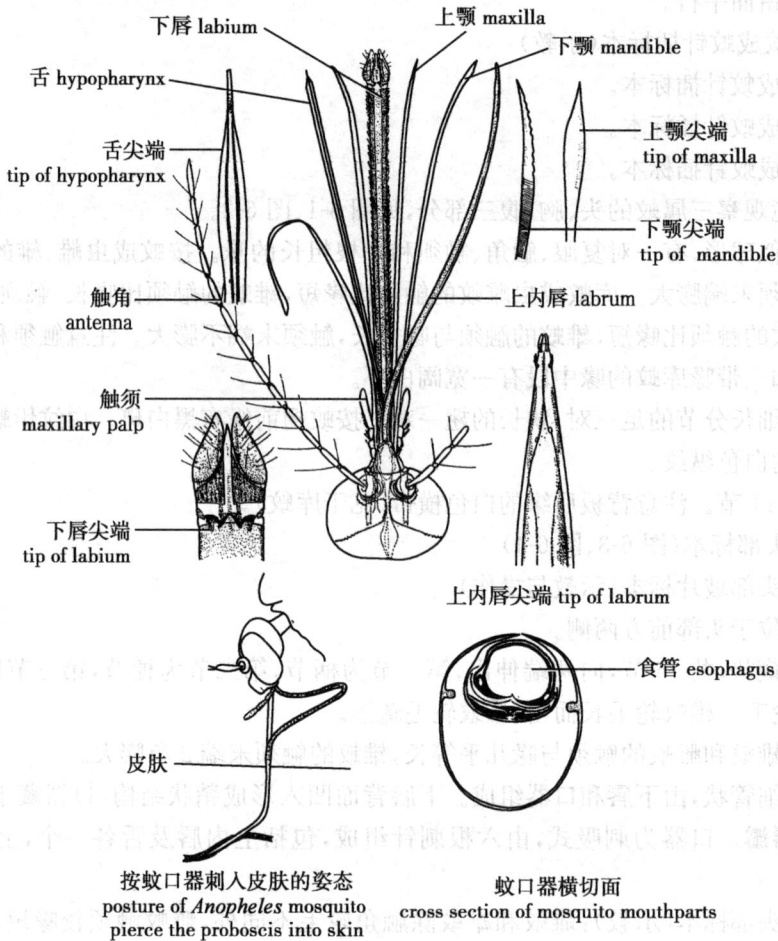

图 6-3 蚊头部结构
Fig. 6-3 Structure of Mosquito head

节及一对尾鳍。蛹不进食，但能运动，遇惊扰时迅速潜入水中。

7. 蚊虫解剖（操作） 用乙醚使蚊虫麻醉致死，放在干净载玻片上，在解剖镜下用解剖针切除翅和足，再在蚊体上滴一滴生理盐水。解剖涎腺、中肠和生殖腺。

（1）涎腺的解剖：将蚊体侧卧，头部向下，背向左方，左手持解剖针，刺入蚊胸固定，右手持针压住蚊的头部，轻轻向下拖拉，涎腺可随头部的牵引而被拖出。将拖出的涎腺移至另一载玻片上的一滴生理盐水内。加盖玻片，观察。

（2）蚊胃（中肠）的解剖 用解剖针在腹部末二节之前的腹节外皮处切一小口，但不要损伤肠道，用左手持针固定胸部、右手持针压在腹部尾端，慢慢向下拉即可将消化道拉出。将取出的消化道用解剖针从后肠处切断，除去尾节和马氏管，剥下蚊胃置镜下观察。

（3）生殖腺（卵巢或睾丸）的解剖 将剪去翅和足的蚊虫侧卧，置于干净玻片上，加一滴生理盐水，在腹部末二节之前的腹节外皮处切一小口，用左手持针固定胸部、右手持针压在腹部尾端，慢慢向下拉出将生殖腺即可。

（4）胸肌的解剖 将蚊虫的胸部，置于干净玻片上，加一滴生理盐水，用针将胸肌撕碎，加盖玻片，置镜下检查。

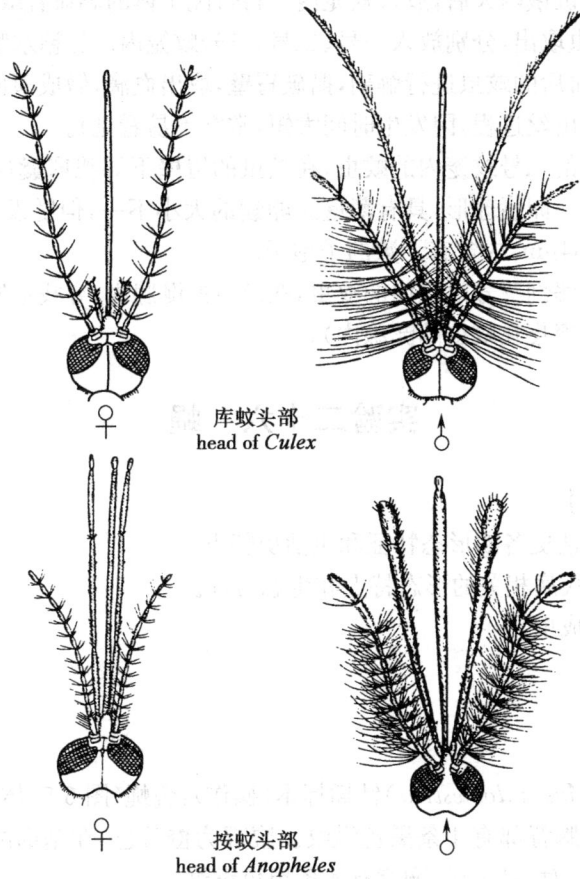

库蚊头部
head of *Culex*

按蚊头部
head of *Anopheles*

图 6-4 按蚊、库蚊的头部
Fig. 6-4 Head of *Anopheles* & *Culex* Mosquito

8. 蚊虫孳生环境和栖息场所照片(示教)

9. 蚊与疾病的关系

(1)传播疟疾

1)卵囊在蚊胃壁下标本(示教)。

2)子孢子在按蚊涎腺内染色标本(示教)。

(2)传播丝虫病:丝虫感染性幼虫在库蚊下唇标本(示教)。

(3)传播登革热:登革热病毒在白纹伊蚊涎腺内照片(示教)。

(二)作业

试述如何鉴别按蚊、库蚊、伊蚊属的卵、幼虫和成蚊?

【复习思考题】

1. 如何鉴别蛛形纲、昆虫纲的节肢动物?

2. 蚊可传播哪些虫媒病?

3. 蚊虫哪些形态生理生态特征与传病有关?

【参考资料】

疟原虫(鸡疟原虫)在蚊体内发育过程的观察

取若干白纹伊蚊,饥饿两天后,放入蚊笼内。将带配子体的鸡血置蚊笼内,用人工膜喂血。两小时后把饱食的蚊虫取出,分别放入一号、二号、三号蚊笼内。加糖水喂养。

将一号蚊笼内吸血后的蚊虫进行解剖,撕破胃壁,取出血滴,做成薄血膜涂片,染色后检查有无出丝的雄配子体(出丝过程,因发生时间太短,常常不易看见)。

吸血后第四天,解剖二号蚊笼内的蚊虫,在蚊虫的胃壁下寻找卵囊(有些动物疟原虫的卵囊在蚊虫的马氏管内)。卵囊球形,具有薄壁。卵囊的大小不一,但随发育的成熟而增大。成熟囊合子的直径可达 $34\mu m$,内含有无数的子孢子。

吸血后第十二天,解剖三号蚊笼内的蚊虫,在蚊虫的涎腺内,寻找疟原虫的子孢子(成熟子孢子离开囊合子,最后聚集在蚊虫的涎腺内)。

实验二十六　蝇

【实验目的和要求】

1. 了解蝇(fly)生活史各期形态特征和生活史特点。
2. 掌握蝇与传播疾病相关的形态特点和生态习性。
3. 识别常见蝇的成虫。

【实验内容】

(一)标本观察

1. 成蝇

(1)舍蝇(家蝇)(*Musca domestica*)针插标本(操作):舍蝇(图 6-5)体分头、胸、腹三部。体长 5~8mm,灰褐色。胸背部有 4 条黑色纵纹。腹部为橙黄色,在基部两侧尤为明显,并具有黑色条纹。胸部有翅 1 对,足 3 对,胸背有 4 条黑色纵纹。

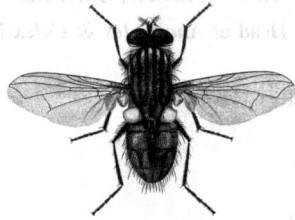

图 6-5　舍蝇
Fig. 6-5　*Musca domestica*

(2)大头金蝇(*Chrysomyia megacephala*)(示教):大头金蝇(图 6-6)体具金属光泽,呈青绿色,复眼大、深红,颊部橙黄色,体胖,头部比胸部宽。体长 8~11mm。

(3)麻蝇(*Sarcophagidae*)(示教):麻蝇(图 6-7)体灰黑色,体长 6~12 mm。胸背部具 3 条黑色纵纹,腹背部有黑白相间的棋盘状格斑。

(4)成蝇头部标本(操作):解剖镜或显微镜低倍镜下观察。蝇头部复眼 1 对,雌蝇两复眼间距离远,约为头幅的 1/3;雄蝇两复眼间距短,约为头幅的 1/8。头顶有三角形骨片,其上有 3 个单眼,称单眼三角区。触角 1 对,分三节,第三节的基端发出一根触角芒 1 根。

舐吸式口器(图 6-8),由基喙、中喙和唇瓣组成。基喙上有 1 对单节触须。唇瓣一对,椭圆形,其内有许多气管样构造。

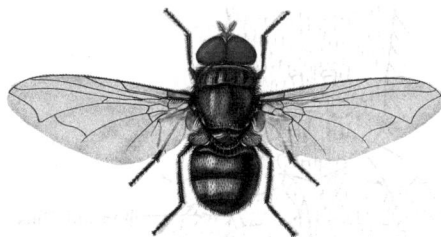

图 6-6　大头金蝇
Fig. 6-6　*Chrysomyia megacephala*

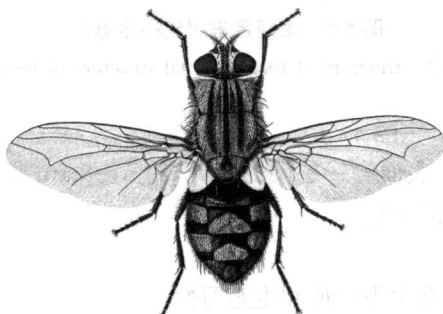

图 6-7　麻蝇
Fig. 6-7　Flesh fly

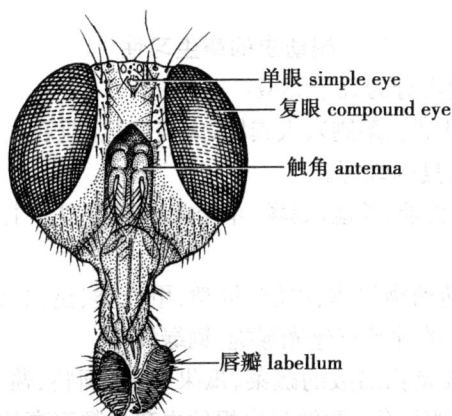

单眼 simple eye
复眼 compound eye
触角 antenna
唇瓣 labellum

图 6-8　家蝇头部结构
Fig. 6-8　The external structure of house fly head

（5）成蝇足（示教）：足部多毛，末端（图 6-9）有爪及爪垫各一对，中间有一爪间突。爪垫多细毛，发达并能分泌黏液。爪垫和足上密布的鬃毛，可携带各种病原体。

（6）蝇的吐滴习性观察（示教）：取成蝇 3~5 只，放入干净玻璃罩内，半小时后观察罩壁上的蝇吐出的污物。

2. 幼虫（蛆）液浸标本（示教）　俗称蛆，圆锥形，前端较细，后端呈截面，除头外，体分 13 节。无足无眼，乳白色，腹部末端具后气门 1 对，是幼虫的呼吸孔道。后气门的形状因种而异，

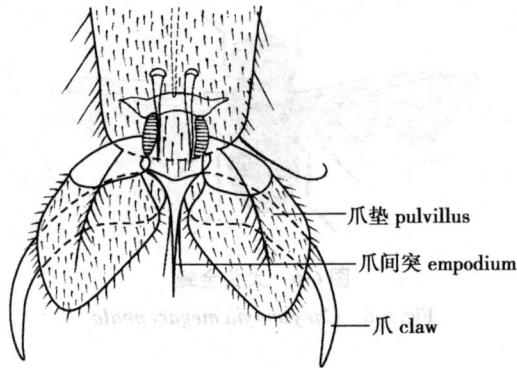

爪垫 pulvillus

爪间突 empodium

爪 claw

图 6-9 家蝇足末端结构示意图

Fig. 6-9 Diagram of foot terminal structure of house fly

是蝇类幼虫分类的重要依据。

3. 蛹液浸标本(示教) 表面有一层硬的蛹壳,约 5~8mm 长,两端略圆,形似红豆,初期呈乳黄色,后逐渐呈棕褐或棕黑色。

(二)作业

写出蝇与疾病有关的形态生理特征和生态习性。

【复习思考题】

1. 蝇的哪些形态结构和生态习性和传病有关?

2. 试述蝇类对人体的危害。

【参考资料】

蝇幼虫的孳生习性

蝇类幼虫的孳生地一般可分为五个类型:

1. 人粪类 包括厕所(坑厕、茅厕)、人粪坑、人粪堆肥、地表人粪块、绿化施肥等。主要孳生的种类有大头金蝇、市蝇、夏厕蝇等。

2. 畜粪类 包括厩舍、粪堆、粪池、粪场、单个粪块等类型。主要孳生的类型有家蝇、黑尾麻蝇等。

3. 腐败动物质类 包括动物尸体、内脏、贝类、甲壳类、昆虫类尸体、腐肉类及其他如蛋、乳、腌腊、咸鱼等。主要孳生的种类有丝光绿蝇、铜绿蝇等。

4. 腐败植物质类 主要是指腐败的蔬菜、瓜果、禽畜饲料、酱及酱制品、腌菜缸等。主要孳生的种类包括厩腐蝇、元厕蝇等。酒缸是家蝇幼虫孳生频率高的孳生场所。

5. 垃圾类 包括垃圾箱(桶)、垃圾甬道、垃圾堆积场等。主要孳生种类是家蝇、市蝇、麻蝇等。

实验二十七 白蛉、蚤、虱和其他医学节肢动物

【实验目的和要求】

1. 了解白蛉、蚤、虱等生活史各期形态特征和生活史特点。

2. 白蛉、蚤、虱等医学节肢动物(medical arthropod)与传播疾病相关的形态特点和生态习性。

【实验内容】

（一）标本观察

1. 白蛉（sandfly）成虫（示教） 虫体（图 6-10）较蚊体小，体长 1.5～4.0mm，棕黄色，全身披毛，头部有大眼一对，胸部向背面隆起，似驼背，翅窄长而尖，静止时翅向两背侧展开。胸部腹侧具 3 对细长的足。

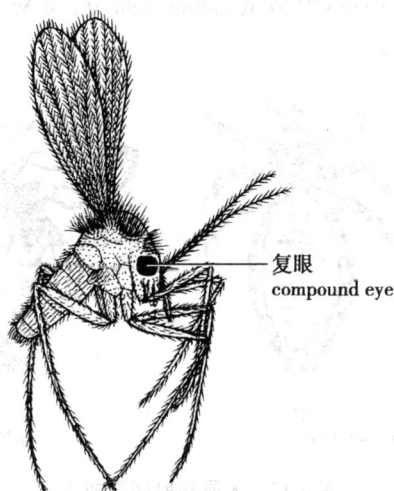

图 6-10 白蛉成虫
Fig. 6-10 Adult sandfly

2. 蚤（flea）成虫（示教） 虫体（图 6-11）长约 3mm，呈黄褐色。分节，短小，两侧扁平，全身有许多向后生长的鬃和刺。头部略似三角形，刺吸式口器，触角分 3 节，眼位于触角窝前方。有些蚤的颊部和前胸后缘有黑色坚硬粗壮的刺，称为颊栉或前胸栉。胸部无翅，足三对，很发达。

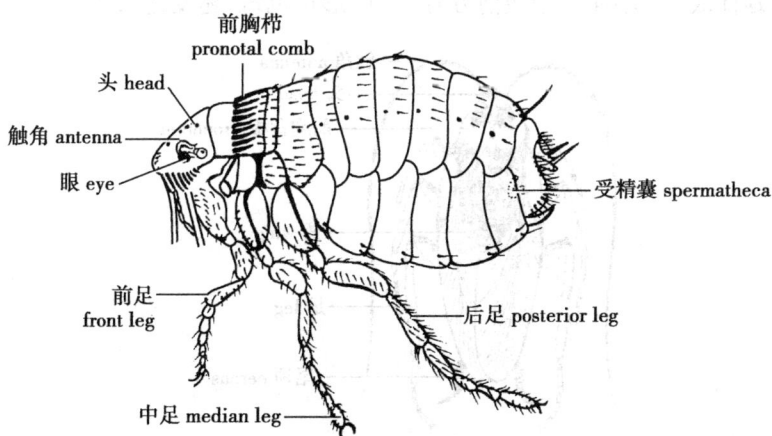

图 6-11 蚤成虫
Fig. 6-11 Adult flea

3. 虱（lice）

（1）人虱（*Pediculus humanus*）成虫固定标本（示教）：虫体灰白色或灰色，虫体（图 6-12）背腹扁平,分头、胸、腹三部。雌虫体长为长 2.5～4.2mm,雄虫稍小。头略作菱形,黑眼一对,刺吸式口器,足三对,短,跗节末端有一爪与胫节末端的胫突相对形成攫握器,紧握宿主的头发或衣服纤维。雄虫的腹部末端呈"V"形,雌虫腹部末端呈"W"形。一般认为人虱又分为两个亚种:人头虱(*P. h. capitis*)和人体虱(*P. h. corporis*)。

(2)耻阴虱(*Phthirus pubis*)成虫固定标本(示教):虫体(图 6-12)灰白色,雌虫体长为长 1.5～2.0mm,雄虫稍小。长宽接近,形似蟹,胸部宽而短。3 对足,前足及爪均较细,中、后足胫节和爪明显粗壮。腹部渐窄。

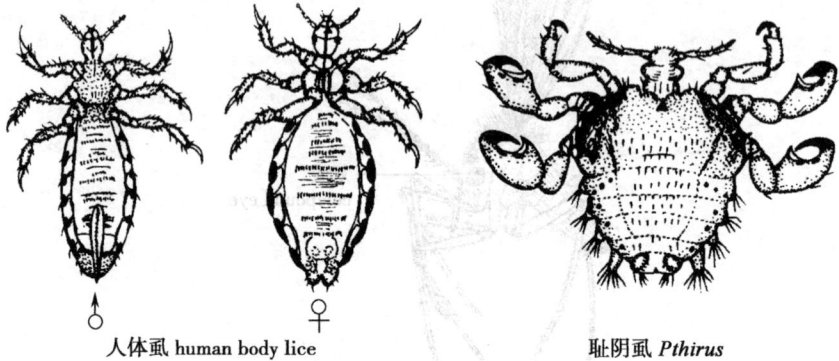

人体虱 human body lice　　　　耻阴虱 *Pthirus*

图 6-12　人虱和耻阴虱成虫

Fig. 6-12　Adult of *Pediculus humanus* & *Phthirus pubis*

(3)虱卵黏附在毛发上(示教):头虱产卵在毛发上,体虱产卵在衣服上,偶尔可产于胸毛、阴毛、肛周毛或腋毛。虱卵呈长圆形,黄白色,一端有卵盖。

4. 蜚蠊(蟑螂)(cockroach)

(1)美洲大蠊(*Periplaneta americana*)成虫标本(示教):成虫(图 6-13)虫体较大,体长 28～32mm。椭圆形,背腹扁平,体呈红褐色,体表有油亮光泽。前胸背部有一黑褐色蝶状斑,斑的中线向后延伸成一"小尾",中线前方有一"T"形黄色斑,翅发达,2 对。

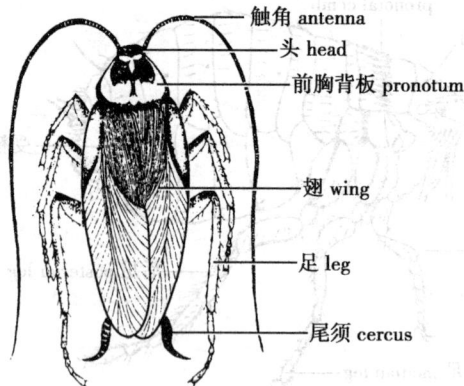

触角 antenna
头 head
前胸背板 pronotum
翅 wing
足 leg
尾须 cercus

图 6-13　美洲大蠊成虫

Fig. 6-13　Adult of *Periplaneta Americana*

(2)德国小蠊(*Blattella germanica*)成虫标本(示教):成虫(图 6-14)体小,体长 10～14mm,茶褐色,前胸背板有两条平行的黑色纵纹。

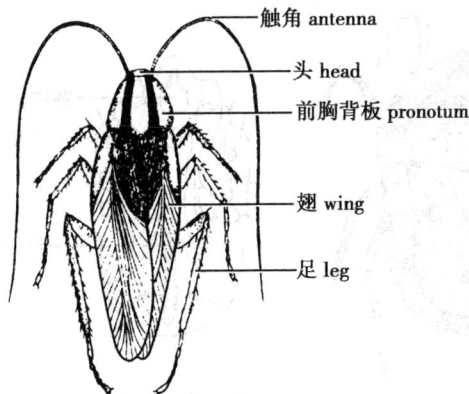

图 6-14　德国小蠊成虫

Fig. 6-14　Adult of *Blattella germanica*

（3）卵荚（示教）：暗褐色，形似红豆，鞘壳坚硬，外有纵纹，卵成对排列在鞘内，每个卵荚内含卵 16～48 粒。

5. 蜱（tick）

（1）硬蜱（hard tick）成虫固定标本（示教）：硬蜱（图 6-15）体稍大，分为躯体和颚体（假头），假头位于躯体前端腹面，从背面可见。躯体背部有盾板，雌蜱盾板小，雄蜱盾板几乎覆盖整个躯体。足 4 对。

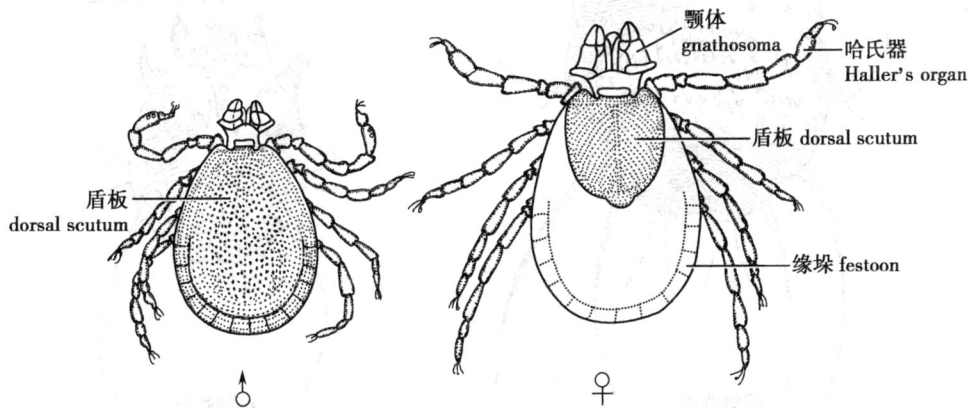

图 6-15　全沟硬蜱成虫

Fig. 6-15　Adult of Ixodes persuleatus（hard tick）

（2）软蜱（soft tick）成虫固定标本（示教）：软蜱（图 6-16）体分为躯体和颚体（假头），假头较小，位于躯体前端腹面，从背面看不见，足 4 对，躯体无盾板。

6. 螨（mite）

（1）疥螨（*sarcoptes scabiei*）玻片标本（示教）：疥螨成虫体（图 6-17）小，雌螨体长为 0.3～0.5mm，雄螨比雌螨略小。短椭圆形，背面有波状皱纹和长短不一的刚毛和刺，足 4 对，短，雌雄成螨前两对足末端均有长柄吸垫，后 2 对足末端雌雄疥螨不同，雌螨均为长鬃，雄螨第 3 对足末端为长鬃，第 4 对足末端为带柄的吸垫。

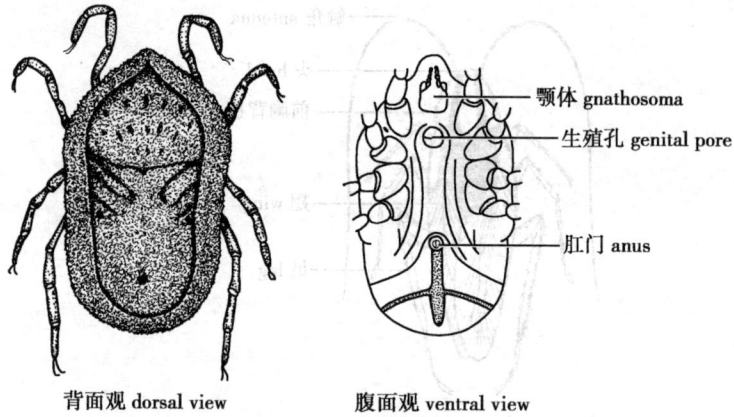

背面观 dorsal view　　　　　腹面观 ventral view

颚体 gnathosoma
生殖孔 genital pore
肛门 anus

图 6-16　软蜱成虫
Fig. 6-16　Adult of soft tick

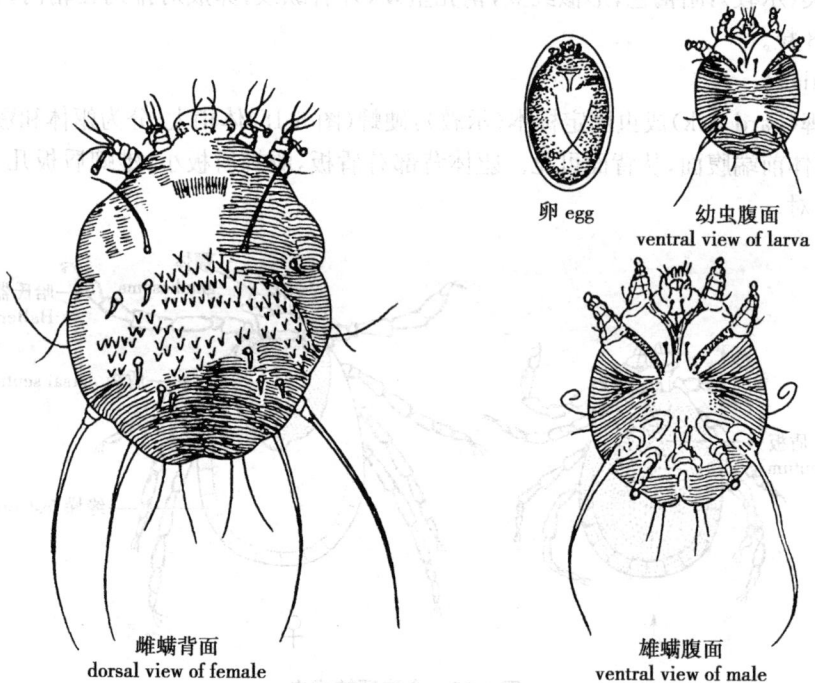

雌螨背面
dorsal view of female

卵 egg

幼虫腹面
ventral view of larva

雄螨腹面
ventral view of male

图 6-17　疥螨
Fig. 6-17　*Sarcoptes scabiei*

(2)恙螨(trombiculid mite)

1)幼虫玻片标本(示教):幼虫(图 6-18)足 3 对,体小,未食幼虫大小为 0.2～0.5mm,饱食后可达 0.5～1.0mm 以上。虫体分颚体和躯体两部分。颚体位于虫体前端,由一对螯肢和须肢组成。躯体背部有盾板,形状随虫种而异,盾板上有 2 根感毛及 4 根盾板毛,背毛有序排列,有分类学上的意义。

2)活幼虫标本(示教):黄昏时分,放一个或若干个捕鼠笼置于鼠经常出入处,次日早晨,把捕获的鼠麻醉,用解剖针从鼠耳把幼虫挑取入盛有水的器皿中,置双目镜下观察。注意体色、

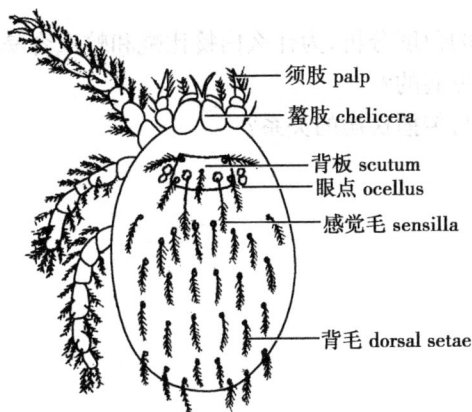

图 6-18 地里纤恙螨幼虫示意图

Fig. 6-18 Larva of *Leptotrombidium deliense*

大小和形状。

(3)蠕形螨(demodex mite)成虫玻片标本(示教):体长[图 6-19、附图 4(12)],呈蠕虫状,乳白色,躯体分足体和末体两部分,末体表有环状横纹。毛囊蠕形螨(*Demodex folliculorum*)较长,足体约占躯体的 1/3,足 4 对,末体占体长的 2/3。皮脂蠕形螨(*D. brevis*)略短,足体约占体长的 1/2。

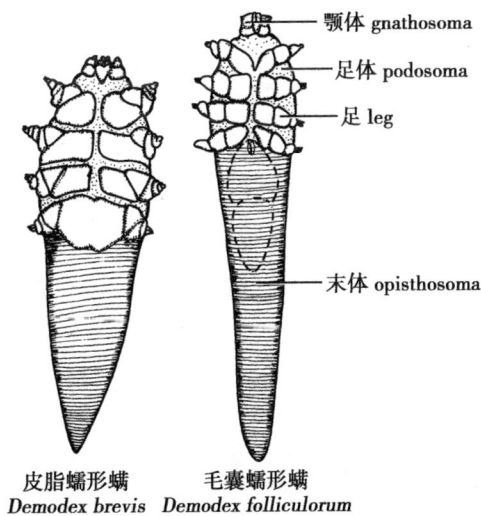

皮脂蠕形螨
Demodex brevis

毛囊蠕形螨
Demodex folliculorum

图 6-19 毛囊蠕形螨和皮脂蠕形螨

Fig. 6-19 Adult *Demodex folliculorum & D. brevis*

(二) 实验操作

蠕形螨检查(以小班为单位安排,个人自检):取一定大小的单面透明胶,在睡前贴在鼻尖、左右两侧的鼻翼、鼻唇沟等部位,次日起床后揭开,贴附在干净载玻片上,置低倍镜下找虫。

(三) 作业

写出蠕形螨检查实验报告。

【复习思考题】

1. 从生物学和生态学的角度分析,为什么白蛉比蝇和蚊虫容易防制?
2. 恙螨是怎样传播恙虫病的?
3. 试述医学节肢动物与传播疾病的关系?

(郑小英)

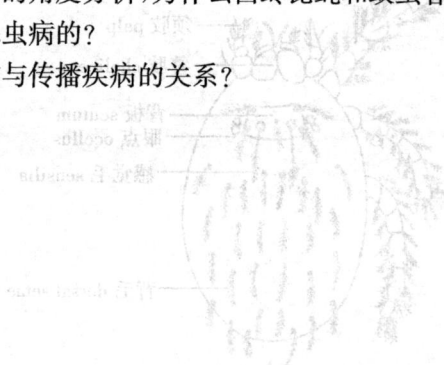

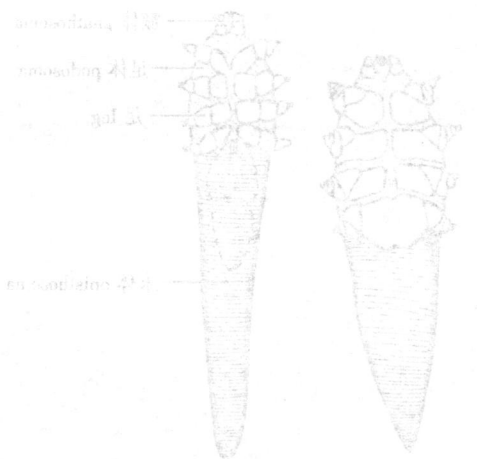

第七部分 附 录

一、寄生虫标本的采集、处理、保存与邮寄

(一) 标本的采集

人体寄生虫分体内寄生虫和体外寄生虫,采集标本之前,应了解这些寄生虫的形态、生活史、寄生部位、生活习性、地域分布等特点,才能保证采集工作的顺利进行。体内寄生虫的寄生部位因虫种而异,可寄生于人体的肠道、腔道、血液、淋巴管、骨髓、肌肉、内脏等器官组织。寄生在肠道、腔道内的原虫滋养体或包囊,蠕虫虫卵及某些种类的寄生虫成虫或幼虫,可在排泄物或分泌物中获取;寄生于肠道内的蠕虫成虫则须借药物驱出后收集;血液及骨髓内的寄生虫则通过抽血或骨髓穿刺而收集。寄生于肝、肺、脑等器官及肌肉组织内的寄生虫则多靠活组织检查、尸体解剖而收集;此类寄生虫如为人畜共患者,则主要通过解剖相关动物获取。体外寄生虫的采集,主要根据他们的生活习性、出现季节,到其孳生地、栖息场所和宿主身上收集。有些虫种在自然环境中难于找到,尚需通过人工饲养,在其生活史发育中的某个阶段收集。

采集标本时应做到:

1. 做好详细的采集记录 内容包括采集地点、日期、标本来源、名称、宿主种类、寄生部位和采集人姓名等。对昆虫标本,应详细记录采集场所的情况及气候等。

2. 保持标本的完整性 操作要细致,避免损坏标本的任何构造。如昆虫标本,虫体的腿、翅、体毛和鳞片等,都是分类的重要依据。故标本须力求完整,不能有残缺。

3. 防止感染 采集者必须熟悉各种寄生虫的感染时期。在采集过程中选择行之有效的防护措施。解剖动物尸体时,要戴防护手套、口罩,必要时应穿防护衣服,实验用过的器具和实验台要消毒清洗。采集钉螺、解剖钉螺及感染动物时,应预防血吸虫尾蚴侵入皮肤。采集病媒节肢动物时,应防止被叮咬。进入疟区采集疟原虫标本时,应外涂防蚊剂,内服防疟药物等。

(二) 标本的处理和保存

采到标本后,须按标本的种类、大小、性质和制作的要求,尽快加以适当处理。如要进行培养或人工饲养,应立即按所需条件妥善安排,避免虫体死亡。如要制作标本,应先用生理盐水将虫体表面污物洗净,再分别固定。对于需染色的标本,置生理盐水中的时间最好在数分钟到半小时以内,避免因渗透压不同而使虫体内部结构损坏。如因故不能及时处理,须将标本放入冰箱内,但时间不宜过久,以免虫体蛋白变性腐烂。总之,需要制作玻片标本的虫体或病变组织,最好尽快清洁、固定,置于合适的保存液(或固定液)中保存。

(三) 标本的邮寄

标本邮寄前,必须先按其不同种类分别包装,才能保证安全运送。不同标本的包装和邮寄方法如下:

1. 液浸标本 凡保存于酒精或甲醛溶液等固定液的标本,可用棉花包裹标本,置大小合

适的玻璃瓶或塑料瓶内,附上用铅笔写的记录标签,并用海绵或纱布填塞空隙,盖紧瓶塞,用石蜡封口。邮寄时,用软纸包裹标本瓶,再装于邮寄箱内,四周用废纸填充。

2. 干制标本　主要是干制昆虫标本,单个针插于玻璃管内或多量存放于玻璃瓶(管)内,同上法装于邮寄箱内。如为淡水螺类,可将其洗净、晾干,直接装于小瓶内,附上标签,盖严即可放入邮寄箱内。

3. 玻片标本　可放在玻片标本盒内,用软纸覆盖标本表面,盖紧标本盒,即可放入邮寄箱内。也可将每两张玻片背对背合并,然后在玻片两端用厚纸片或海绵隔开,每20~30张玻片用胶纸扎紧,用纸包好,再扎紧即可放入邮寄箱内。

4. 活体标本　活钉螺可直接放在竹筒内,或装在网纱袋内放入小木盒中特快专递;活蚊卵须先将产在滤纸上的蚊卵置室温经48小时发育,才可将带有蚊卵的湿滤纸放在薄膜塑料袋里,直接装入信封特快专递;寄蜱螨类标本时,可取一管口瓶,放入湿润沙土,和一块折皱的滤纸以利其在纸上停息。将待寄的活标本放入瓶中,用棉塞轻塞瓶口。另取一较大的广口瓶,瓶底置湿棉花,将装有蜱螨的小瓶放入大瓶内,塞上留有小孔的软木塞,使空气流通,放入邮寄箱内,在邮寄箱四周打些小孔,避免虫体窒息死亡。寄阿米巴培养管或其他原虫培养管时,先用棉花或纱布将培养管包裹好,再放入较大的塑料瓶内邮寄。温度在25~30℃之间,3~5天均可存活。

二、常用固定液与染色液的配制

固定是将新鲜的寄生虫或宿主组织器官等标本浸泡在固定液内,使标本的形态结构和组织成分在化学试剂的作用下固定下来,使其与生活时相仿。以达到防止细胞自溶和腐败;沉淀或凝固细胞内的物质,使其染色后易于识别细胞的结构;并使组织硬度增加防止变形等目的。

(一)固定液

在制作寄生虫标本过程中,常用于配制固定液的试剂主要有甲醛、乙醇、甲醇、升汞、苦味酸、冰醋酸、氯仿等。固定液分为单纯固定液和复合固定液两类,混合固定液由两种以上的试剂配合而成。

1. 单纯固定液

(1)甲醛(formaldehyde):甲醛为一种无色气体,溶于水就成甲醛水溶液,或称福尔马林液。固定和保存时所用的溶液是指福尔马林的百分比,市售甲醛为37%HCHO溶液,稀释时当作100%的溶液使用。37%甲醛水溶液易挥发,有强烈的刺激性气味。由于甲醛为一种强还原剂,一般不可与氧化剂混合使用。福尔马林有很强的杀菌力,是较好的防腐保存液,可保存大块组织和大型虫体。但福尔马林液不能使白蛋白和核蛋白凝固或沉淀,而对脂肪、神经的固定效果很好,常用5%~10%的中性福尔马林液来固定此类细胞,在测定细胞内DNA含量时,也常用此液固定。经福尔马林液固定的细胞,碱性染料的染色效果要比酸性的好,故对细胞核的染色也较细胞质为佳。

一般采用以下方法配制,以使福尔马林液的pH保持在7.0左右(中性福尔马林液):甲醛水溶液10ml,蒸馏水90ml,磷酸二氢钠($NaH_2PO_4 \cdot H_2O$)4g,磷酸氢二钠(Na_2HPO_4)0.5g。常用于固定和保存标本的浓度为5%~10%福尔马林液。小型寄生虫和小块组织(1.5cm×1.5cm×0.2cm)在5%~10%福尔马林液中固定数小时即可,大型虫体或大块组织则需固定1~2天,并更换多次后才能保存。

(2)乙醇(ethyl alcohol)：通称酒精，为无色液体，可与水在任何比例下混合，是一种还原剂，很容易被氧化为乙醛，再变为醋酸，故不能与氧化剂合用。酒精具有固定、保存标本及脱水作用，一般采用浓度70%～100%。由于高浓度的酒精易使组织收缩变硬，一般标本只存放在70%酒精中；且因较难渗入组织内部，不宜固定大块组织。酒精浓度在50%以上时，可溶解脂肪及类脂体，并能溶解血色素及损害其他色素，如要表明这些色素存在时，不能用酒精作为固定剂。

(3)甲醇(methyl alcohol)：又称木醇，是一种无色液体，易燃，有毒。其固定性能与乙醇相同，主要用于固定血液、骨髓液、组织渗出液等的涂片标本，固定时间为1～3分钟，固定完毕，标本无需用水冲洗即可染色。

(4)升汞(mercuric chloride)：又称氯化汞，为白色粉末，有剧毒，以针状结晶为最纯。氯化汞能升华，对黏膜有腐蚀作用，其7%～8%水溶液即为饱和溶液，pH为3.2。溶于70%酒精中的量，约5倍于溶于水中者，还可溶于醚、醋酸等。常用浓度为饱和或近饱和(5%)水溶液。升汞能使组织收缩，很少单独使用，多与冰醋酸和甲醛混合使用。升汞是切片技术中，特别是研究原生动物及寄生虫的主要化学试剂。

(5)苦味酸(picric acid)：为有毒黄色结晶，是一种极强的酸，味苦，干粉易于燃烧和爆炸。一般以含水量35%包装，在实验室可配成饱和溶液备用。苦味酸一般不单独使用，常与甲醛、醋酸等混合使用。固定组织时间不宜过久，否则会影响碱性染料的染色效果。

(6)冰乙酸(glacial acetic acid)：又称冰醋酸，是一种带有刺激性强烈酸味的无色液体，在16.7℃以下会凝成冰状固体，故名冰醋酸。

(7)氯仿(chloroform)：又名哥罗仿，是一种无色液体，与日光、空气接触后就能逐渐分解，生成极毒的光气，故应装入有色玻璃瓶中保存。氯仿挥发性大，具有麻醉作用。常用于固定双翅目昆虫。

2. 混合固定液

(1)卡氏(Carnoy)固定液：纯酒精60ml，冰醋酸10ml，氯仿30ml。纯酒精固定胞质及沉淀肝糖，冰醋酸固定染色质，并具防止酒精的硬化及收缩作用，可增加渗透力，对外膜致密不易渗入的组织尤其适合用此液，固定后的标本适合各种染色，此液能固定胞质和胞核，尤其适合固定染色体，故多用于细胞学的制片，也适用于固定肠内原虫和某些吸虫、绦虫标本。

(2)鲍氏(Bouin)固定液：苦味酸饱和水溶液75ml，甲醛水溶液25ml，冰醋酸5ml。该液渗透力强，固定均匀，组织收缩少，可把一般的微细结构显示出来，适于固定昆虫、吸虫及一般动物组织。对苏木精及酸性复红染液易于着色。

(3)肖氏(Schaudinn)固定液：饱和升汞水溶液600ml，95%乙醇350ml，甘油15ml混合储存。临用前，在每100ml储存液中加5ml冰乙酸。此液适合固定肠内原虫，包括阿米巴和鞭毛虫。若为涂片标本，可在40℃下固定，直接将标本材料固定在载玻片上。固定后的标本需经碘酒精处理，以除去其中沉积的升汞。

(4)劳氏(Loss)固定液：饱和升汞水溶液96ml，冰乙酸4ml。该液可凝固蛋白质，也较好地固定胞质和胞核，并可使虫体伸展。常用于固定寄生虫病变标本、切片标本、吸虫和绦虫。

(5)甲醛、乙醛、冰乙酸(formalin alcohol and acetic acid，FAA)固定液：甲醛水溶液10ml，95%酒精50ml，冰乙酸5ml，蒸馏水45ml。该液常用于固定线虫，使其横纹结构观察清晰。

（6）聚乙烯醇（polyviny alcohol，PVA）固定液：先配制肖氏液（氯化汞 4.5g，95％酒精 31ml，冰乙酸 5ml），配制后室温保存。将聚乙烯醇 5.0g 放入广口容器中，加入甘油 2ml，用玻棒搅拌至所有颗粒均被甘油包被；加入蒸馏水 62 ml 即为 PVA 混合物，盖上容器塞置室温过夜。将装有 PVA 混合物的容器松口，放入 70～75℃ 水浴箱中并搅拌，待 PVA 粉接近完全溶解时，加入上述肖氏液混合，震荡几分钟以促使 PVA 完全溶解，并排出气泡，直至溶液清亮，从水浴箱中取出冷却后即可使用。此液常用于固定肠道原虫。

（7）硫柳汞-碘-甲醛（merthiolate-iodine-formalin，MIF）固定液：A 液：甲醛水溶液 9ml，硫柳汞 40ml，蒸馏水 50ml，甘油 1ml，混合后用棕色瓶保存。B 液：蒸馏水 100ml，加入碘化钾 10g，碘 4.5g 用棕色瓶储存。临用前，将 18.6ml 的 A 液与 1.4ml 的 B 液混合（过早混合会有沉淀物形成）。在适当的小瓶内，按 3 份 MIF 液与 1 份粪便的比例混合，自然沉淀 24 小时，瓶内混合物形成 3 层。上层清亮橙色，不含有机物；中层薄，橙色至黄色，含少许有机体；底层即为待制作标本。此液常用于固定肠道原虫。

（二）染色液

1. 酒精硼砂卡红（alcohol borax carmine）染液　4％硼砂水溶液 100ml，卡红 1g，70％酒精 100ml。将卡红加入硼砂水溶液内，煮沸 5～10ml，使之溶解，然后加入 70％酒精，2～4 小时后过滤，备用。该染液适于染整体蠕虫标本，主要为胞核染剂，胞质着色较浅。

2. 醋酸明矾卡红（acetate alum carmine）染液

配方 1：铵明矾 4g，卡红 2g，蒸馏水 50ml，冰醋酸 6ml。将明矾溶于水中煮沸，加入卡红继续煮沸 5 分钟，不时用玻棒搅拌至卡红溶解为止。冷却后装入有色瓶中，阳光下暴晒 7 天后过滤，再加入冰醋酸即成。对吸虫、绦虫的染色效果甚佳。

配方 2：将铁明矾 3g 加入钾明矾饱和液 100ml 中，煮沸使其溶解，然后加 5％冰醋酸，存放 3 周使其充分氧化，过滤后即可使用。此液用于染昆虫标本。

配方 3：将卡红 4～5g，加入冰醋酸 45ml 和蒸馏水 55ml 中，在微火上加温煮沸，并用玻棒搅拌使其溶解，冷却后过滤，即为饱和溶液，密封保存。使用时取 1 份原液，用 99 份蒸馏水稀释后再染色。该染液渗透作用快，着色美观，并有固定虫体的作用，对新鲜组织的核染色较好，最适合于细胞学结构的观察，染过的标本如不急于制片，可用水洗去冰醋酸后，脱水封藏。

3. 哈氏（Harris）苏木精染液　A 液：苏木精 1g，95％酒精 10ml。B 液：铵明矾或钾明矾 20g，氧化汞 0.5g，蒸馏水 200ml。配制时先将 A 液置三角烧瓶中煮沸几分钟致溶解。将 B 液置另一三角烧瓶内，用微火煮沸 20 分钟。然后将 A 液缓慢滴入正在煮沸的 B 液中，离开火焰慢慢加入氧化汞，再煮沸几分钟。最后，将三角烧瓶移入冷水中快速冷却，置室温 24 小时过滤，储存于棕色瓶中备用。该染液适用于小型吸虫的整体染色，对原虫标本、蠕虫和昆虫标本的内部结构染色效果也较好。

4. 德氏（Delafield's）苏木精染液　A 液：苏木精 4g，95％酒精 10ml。B 液：硫酸铝铵 10g，蒸馏水 10ml。C 液：甘油 25ml，甲醇 25ml。先将苏木精溶于酒精，将 B 液一滴一滴加入 A 液中，再用多层纱布将棕色瓶口包裹扎紧，暴于空气中及阳光下，使其充分氧化，2～4 周后过滤，再加入 C 液，直至变为暗色，再过滤一次后密封保存。使用时取原液 1ml，加蒸馏水 16ml 为比例。该液染胞核和嗜碱颗粒效果好。

5. 海氏（Heidenhain）苏木精染液　将 10g 苏木精溶于 100ml 的 95％酒精中，装入大口棕色瓶内，加塞置室温 6～8 周使其充分氧化成熟即可使用。若想加速成熟过程，可将瓶暴晒于阳光下,每天震摇。使用时取原液 1ml,加蒸馏水 19ml 为比例。该液染色过程需用 2%硫酸铁铵液为媒染剂,适于肠内原虫的染色,如阿米巴原虫。

6. 改良抗酸(modified acid-fast)染液　A 液:碱性复红 4g,95%酒精 20ml,石炭酸 8ml,蒸馏水 100ml。B 液:纯硫酸 10ml,蒸馏水 90ml。C 液:孔雀绿 2g,蒸馏水 100ml。以上三液不能混合使用,需按顺序单独使用,该液适于染原虫,如隐孢子虫。

7. 三色染液(trichrome staining)　A 液:铬变酸 6g,固绿 3g,磷钨酸 7g,加入冰醋酸 10ml,摇匀,混合半小时后,加入蒸馏水 1000ml 摇匀,储存于棕色瓶中备用。B 液:95%酒精 995ml,冰乙酸 5ml。适于肠道原虫的染色。

8. 瑞氏染液(Wright's stain)　瑞氏粉 0.5g,甘油 3ml,甲醇 97ml。将瑞氏粉加入甘油中研磨,磨细之后,逐渐用甲醇冲洗并倾入棕色玻璃瓶中,充分摇匀,塞紧瓶口,置阴暗处 1～2 周后过滤使用。也可置 37℃温箱中,24 小时后过滤备用。

9. 吉氏染液(Giemsa's stain)　吉氏粉 1g,甘油 50ml,甲醇 50ml。将吉氏粉加入含少量甘油的研钵中,研磨半小时以上,并继续加甘油研磨后装入烧瓶内,置 60℃恒温水浴中 2 小时,冷却后,加入甲醇,储存在棕色瓶中,1～3 周后过滤使用。

吉氏和瑞氏染液主要用于染血液、骨髓液、组织液内等的病原体。

(张瑞琳)

三、寄生虫学网上学习资源

(一) 网上课程

1. 国家精品课程资源网　http://course.jingpinke.com/

2. 资源共享课-人体寄生虫学　http://www.icourses.cn/jpk/searchCoursesbyMulti.action

(二) 寄生虫学或寄生虫病英文网站

1. http://www.diplectanum.dsl.pipex.com/purls/

2. http://bioweb.uwlax.edu/GenWeb/Microbiology/Parasitology/parasitology.htm

3. 美国 CDC 寄生虫病网站　http://www.cdc.gov/dpdx/

4. WHO homepage　http://www.who.int/en/

5. TDR-parasite genome　http://www.who.int/tdr/about/products/parasite_genome/en/

6. WHO 感染性疾病网　http://www.who.int/health-topics/idindex.htm

7. 英国伦敦热带医学卫生学院网址　http://www.lshtm.ac.uk/

8. 真核病原基因组数据库　http://eupathdb.org/eupathdb/

9. 蠕虫网站　http://www.helminth.net/HN_frontpage.cgi

(三) 国外寄生虫学会网站

1. 美国寄生虫学家学会网址　http://amsocparasit.org/

2. 加拿大寄生虫学会网址　http://www.biology.ualberta.ca/parasites/ParSec/in-dex-en/indexeni.htm

3. 澳大利亚寄生虫学会网址　http://parasite.org.au/

4. 英国寄生虫学会网址　http://www.bsp.uk.net/home/

　　5. 俄罗斯寄生虫学家学会网址　http://www.zin.ru/societies/parsoc/eng/index.html

　　6. 韩国寄生虫学会网址　http://parasitol.or.kr/

　　7. 瑞士寄生虫学会网址　http://www.sstmp.ch/

四、主要参考书目录

　　1. 刘月英,张文珍. 中国经济动物志(软体动物). 北京:科学出版社,1979.

　　2. 陈佩惠,孔德芳,李慧珠. 人体寄生虫学实验技术. 北京:科学出版社,1988.

　　3. 陈佩惠,顾以铭. 人体寄生虫学自学与考试指南. 北京:科学出版社,1996.

　　4. 高兴政. 医学寄生虫学应试指南. 北京:北京医科大学出版社,2000.

　　5. 刘永春. 人体寄生虫学应试指南. 北京:光明日报出版社,2003.

　　6. 诸欣平,陈佩惠. 人体寄生虫学标准试题集. 北京:人民军医出版社,2004.

　　7. 殷国荣. 医学寄生虫学实验指导. 北京:科学出版社,2004.

　　8. 沈一平. 寄生虫与临床. 3 版. 北京:人民卫生出版社,2007.

　　9. 诸欣平,苏川. 人体寄生虫学. 8 版. 北京:人民卫生出版社,2013.

　　10. 吴忠道. 临床寄生虫学与检验. 3 版. 北京:中国医药科技出版社,2015.

　　11. 吴观陵. 人体寄生虫学. 4 版. 北京:人民卫生出版社,2013.

　　12. 詹希美. 人体寄生虫学(供长学制临床医学等专业用). 2 版. 北京:人民卫生出版社,2010.

　　13. 吴忠道. 人体寄生虫学(供长学制临床医学等专业用). 3 版. 北京:人民卫生出版社,2015.

　　14. Markell EK,John DT,Krotoski WA,et al. Medical parasitology. 8th ed. Philadelphia:W. B. Saunders Company,1999.

　　15. Roberts LS,Janovy J,Schmidt GD. Foundations of Parasitology. 6th ed. Singapore:International Editions,2000.

　　16. Burton JB,Clint EC,Thomas NO. Human parasitology. 4th ed. USA:Academic press,2013.

五、附　表

附表 1　人体寄生吸虫生活史鉴别要点及致病特点

虫名	终末宿主	第一中间宿主	第二中间宿主	保虫宿主	感染期	感染途径	在人体寄生部位	病原学诊断取材	致病特点
华支睾吸虫	人	淡水螺(沼螺、豆螺等)	淡水鱼、虾	狗、猫、猪及鼠、貂、狐狸等	囊蚴	经口	肝胆管,主要是肝内次级胆管	粪便,十二指肠引流液	肝脏受损为主
布氏姜片吸虫	人	扁卷螺(中间宿主)	无;需水生植物媒介	猪、野猪	囊蚴	经口	小肠	粪便	消化道炎症
日本血吸虫	人	湖北钉螺(中间宿主)	无	牛、猪、犬、羊、猫等	尾蚴	皮肤	肠系膜下静脉、门脉系统	粪便、直肠壁组织	肝脏肠壁损害为主
卫氏并殖吸虫	人	淡水螺(川蜷、短沟蜷为主)	淡水蟹(溪蟹)或蝲蛄	虎、豹、狼、狐、果子狸及犬等	囊蚴	经口	肺为主,其次是皮下肌肉,也可在肝、脑、脊髓等处	痰液、粪便及皮下包块	胸肺型为主,其次腹型、皮下包块型,也有脑脊髓型
斯氏狸殖吸虫	果子狸、猫、犬等(人为非适宜宿主)	淡水螺、圆口螺科、圆口螺亚科及拟钉螺亚科	淡水蟹(溪蟹)		囊蚴	经口	主要是皮下肌肉,也可寄生肺、脑等处	皮下包块	皮肤型为主(游走性皮下包块),其次是内脏型
肝片形吸虫	人	椎实螺(中间宿主)	无;需水生植物或其他有形物体媒介	牛、羊等哺乳动物	囊蚴	经口	成虫寄生于肝胆管;部分童虫可异位寄生于腹、脑、眼、皮下等处	粪便或十二指肠引流液,人在手术中发现虫体	胆管炎为主,可致胆管阻塞、胆汁淤积,胆管扩张

附表 2　人体寄生线虫生活史鉴别要点及致病特点

虫名	终末宿主/宿主	中间宿主	保虫宿主	感染期	感染途径	在人体寄生部位	病原学诊断取材	致病特点
似蚓蛔线虫	人	无	无	感染期虫卵	经口	小肠	粪便	消化道炎症、并发症
蠕形住肠线虫	人	无	无	感染期虫卵	经口	盲肠、结肠为主	肛门周围污物	肛门瘙痒为主
毛首鞭形线虫	人	无	无	感染期虫卵	经口	盲肠为主，也可寄生结肠、直肠	粪便	消化道炎症、贫血
钩虫	人	无	无	感染期虫卵	皮肤	小肠	粪便	贫血及消化道炎症
旋毛形线虫	人	人	猪、鼠等哺乳动物	幼虫囊包	经口	成虫寄生在小肠黏膜；幼虫寄生在横纹肌细胞	肌肉（腓肠肌或三角肌）	消化道炎症、血管炎、发热、水肿和肌肉酸痛
班氏丝虫	人	库蚊、按蚊、东乡伊蚊	无	丝状蚴	皮肤	浅表及深部淋巴系统	外周血液、淋巴结	急性期的炎症、慢性期淋巴回流阻塞
马来丝虫	人	按蚊、东乡伊蚊	猴、猫、穿山甲、鼠等	丝状蚴	皮肤	浅表淋巴系统	外周血液、淋巴结	急性期的炎症、慢性期淋巴回流阻塞
结膜吸吮线虫	犬、偶尔寄生于人眼部	果蝇	犬、猫、兔等动物	初产蚴	眼	主要是上下眼睑穹窿内，也可在泪腺和膜下、结膜囊	眼部内眦分泌物	眼球结膜肉芽肿
粪类圆线虫	人	无	犬、猫等动物	丝状蚴	皮肤	小肠，偶见胆管和膜管	粪便、痰、尿或脑脊液、胃肠组织	肺部炎症、消化道炎症及其他部位损害

附表3　人体寄生绦虫生活史鉴别要点及致病特点

虫名	终末宿主	中间宿主	保虫宿主	感染期	感染途径	在人体寄生部位	病原学诊断取材	致病特点
猪带绦虫	人	猪或人	无	囊尾蚴及卵	经口	小肠(成虫),皮下、脑、眼等(囊尾蚴)	粪便、肛周污物及皮下包块	消化道炎症(绦虫病),皮下结节、脑部、眼部损害等(囊虫病)
牛带绦虫	人	牛、羊、骆驼、鹿、野猪	无	囊尾蚴	经口	小肠	粪便及肛周污物	消化道炎症及肛门瘙痒
亚洲带绦虫	人	猪	野猪、鹿、野山羊、牛、猴等动物	囊尾蚴	经口	小肠	粪便及肛周污物	消化道炎症及肛门瘙痒
细粒棘球绦虫	犬、狼	人、牛、羊		卵	经口	肝肺为主	手术后取出的囊液及内容物	局部压迫及超敏反应
微小膜壳绦虫	人	甲虫、蚤	鼠	卵及似囊尾蚴	经口	小肠	粪便	消化道炎症
缩小膜壳绦虫	人	蚤类、甲虫、蟑螂、谷蛾、大黄粉虫等	鼠	似囊尾蚴	经口	小肠	粪便	神经和胃肠炎症
曼氏迭宫绦虫	猫、犬、虎等肉食哺乳动物及人	第一中间宿主为剑水蚤,第二中间宿主为蛙;人	(蛇、鸟、猪等脊椎动物及人可作转续宿主)	原尾蚴 裂头蚴	经口 经皮肤	小肠(成虫),脑、眼等(裂头蚴)	粪便、皮下包块、手术后取得的虫体	消化道炎症(绦虫病)。眼部、游走性皮下包块,口腔颌面部、脑部损害等(裂头蚴病)

附表 4　人体寄生原虫生活史鉴别要点及致病特点

虫名	终末宿主/宿主	中间宿主	保虫宿主	感染期	感染途径	在人体寄生部位	病原学诊断取材	致病特点
溶组织内阿米巴	人	无	猫、狗、猴等	成熟包囊	经口	结肠及肝肺等	粪便及肠壁活检物、脓肿穿刺物	肠炎、痢疾、肝肺脓肿等
蓝氏贾第鞭毛虫	人	无	家畜、宠物及野生动物	成熟包囊	经口	小肠及胆道	粪便及十二指肠引流物	水样泻
阴道毛滴虫	人	无	无	滋养体	直接或间接接触	女性阴道或男性尿道	阴道分泌物或男性尿液	女性阴道炎，男性尿道炎
杜氏利什曼原虫	人或哺乳动物	白蛉	犬	前鞭毛体	皮肤（白蛉叮咬）	巨噬细胞	骨髓、淋巴结、肝、脾等穿刺物	发热、感染、出血、贫血、肝脾淋巴结肿大（内脏型居多）
弓形虫	猫及猫科动物	人、哺乳动物		卵囊、包囊和假包囊（滋养体）	经口、胎盘、输血、损伤的皮肤黏膜	有核细胞	腹水、胸水、羊水、脑脊液、血液或组织穿刺物	隐性感染居多；分为先天性和后天性弓形虫病
疟原虫	雌性按蚊	人、猩猩		子孢子	经皮肤（蚊叮咬）	肝细胞及红细胞	血液	周期性发热、肝脾肿大、贫血

（程彦斌）

六、附　图

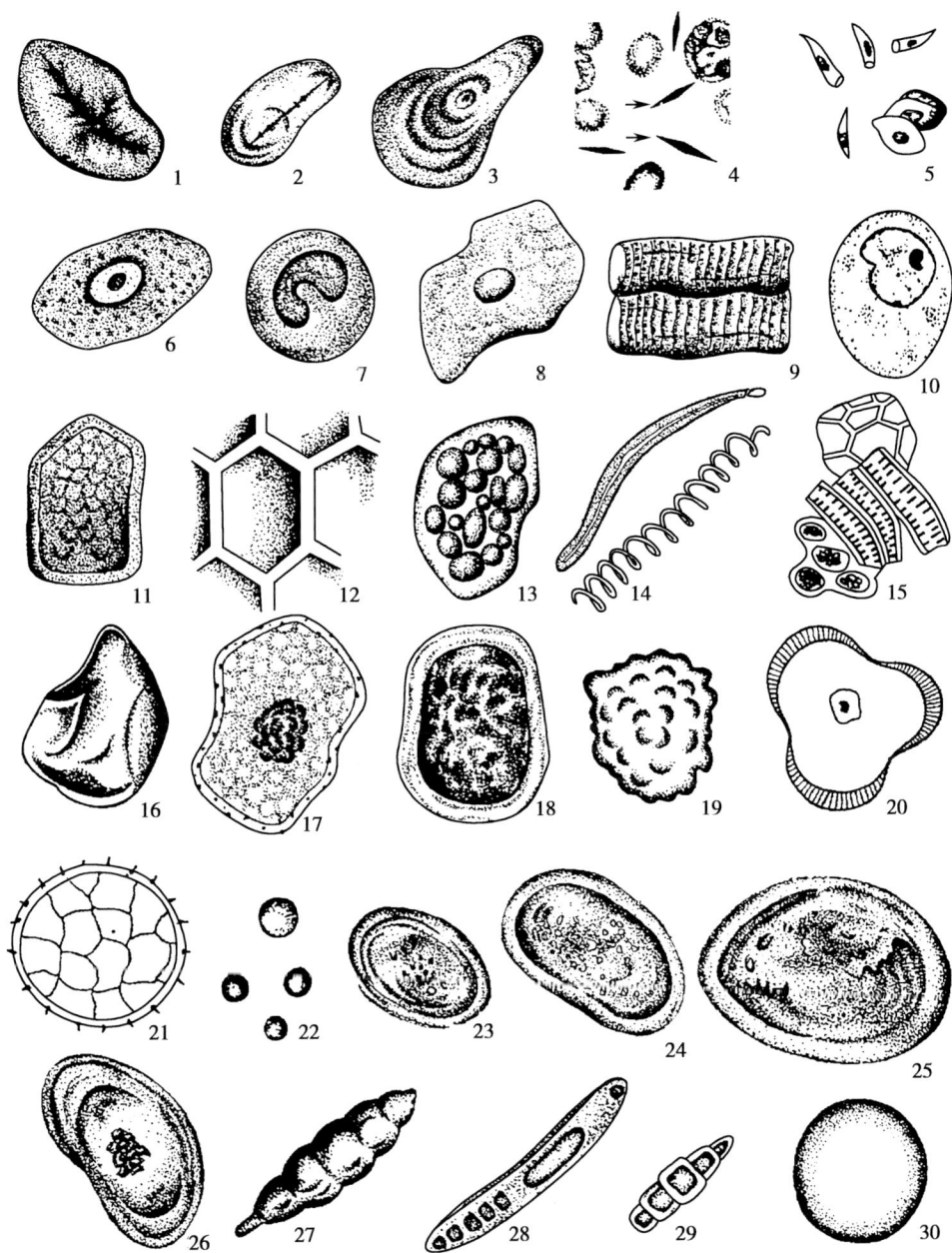

附图 1　粪便中常见的非寄生虫性物质

1～3. 淀粉颗粒;4. 夏科-雷登结晶;5～10. 动物细胞;11～15. 植物细胞;
16～21. 花粉;22. 脓细胞;23～26. 纤维体;27～29. 酵母菌;30. 脂肪滴

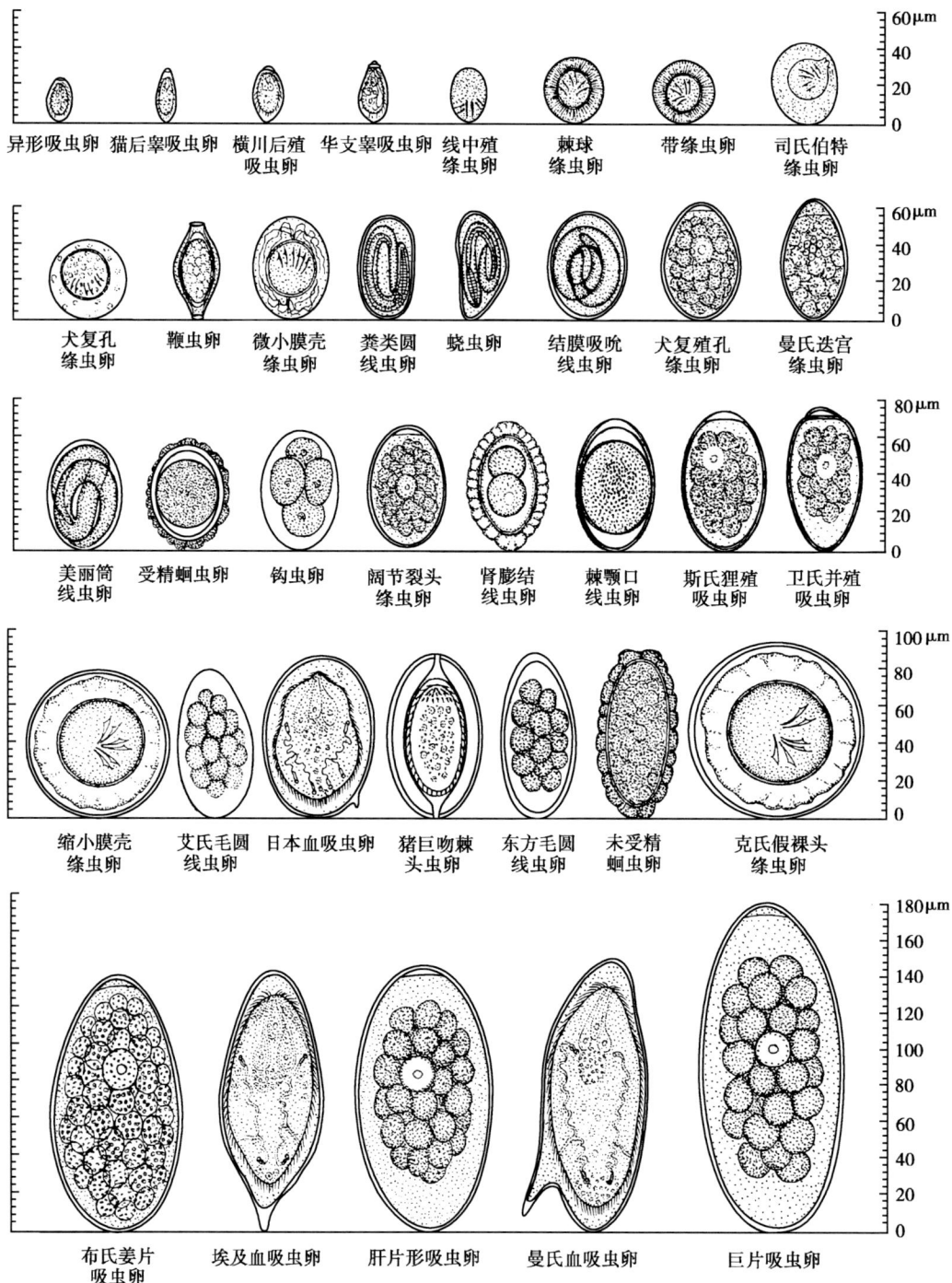

附图 2　常见寄生虫虫卵大小比例图

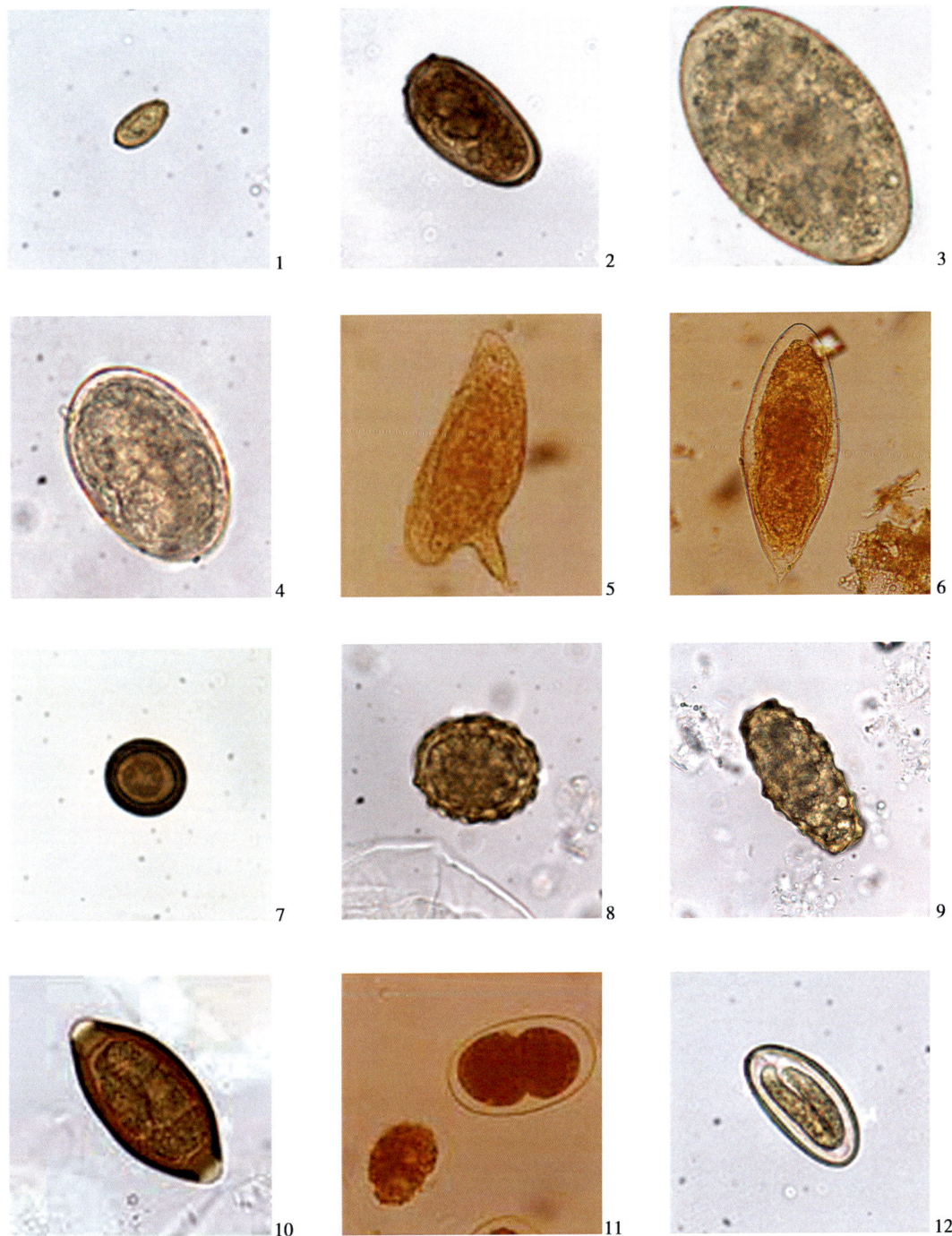

附图 3　人体主要寄生虫卵（诊断期）

1. 华支睾吸虫卵；2. 卫氏并殖吸虫卵；3. 布氏姜片吸虫卵；4. 日本血吸虫卵；

5. 曼氏血吸虫卵；6. 埃及血吸虫卵；7. 带绦虫卵；8. 受精蛔虫卵；

9. 未受精蛔虫卵；10. 鞭虫卵；11. 钩虫卵；12. 蛲虫卵

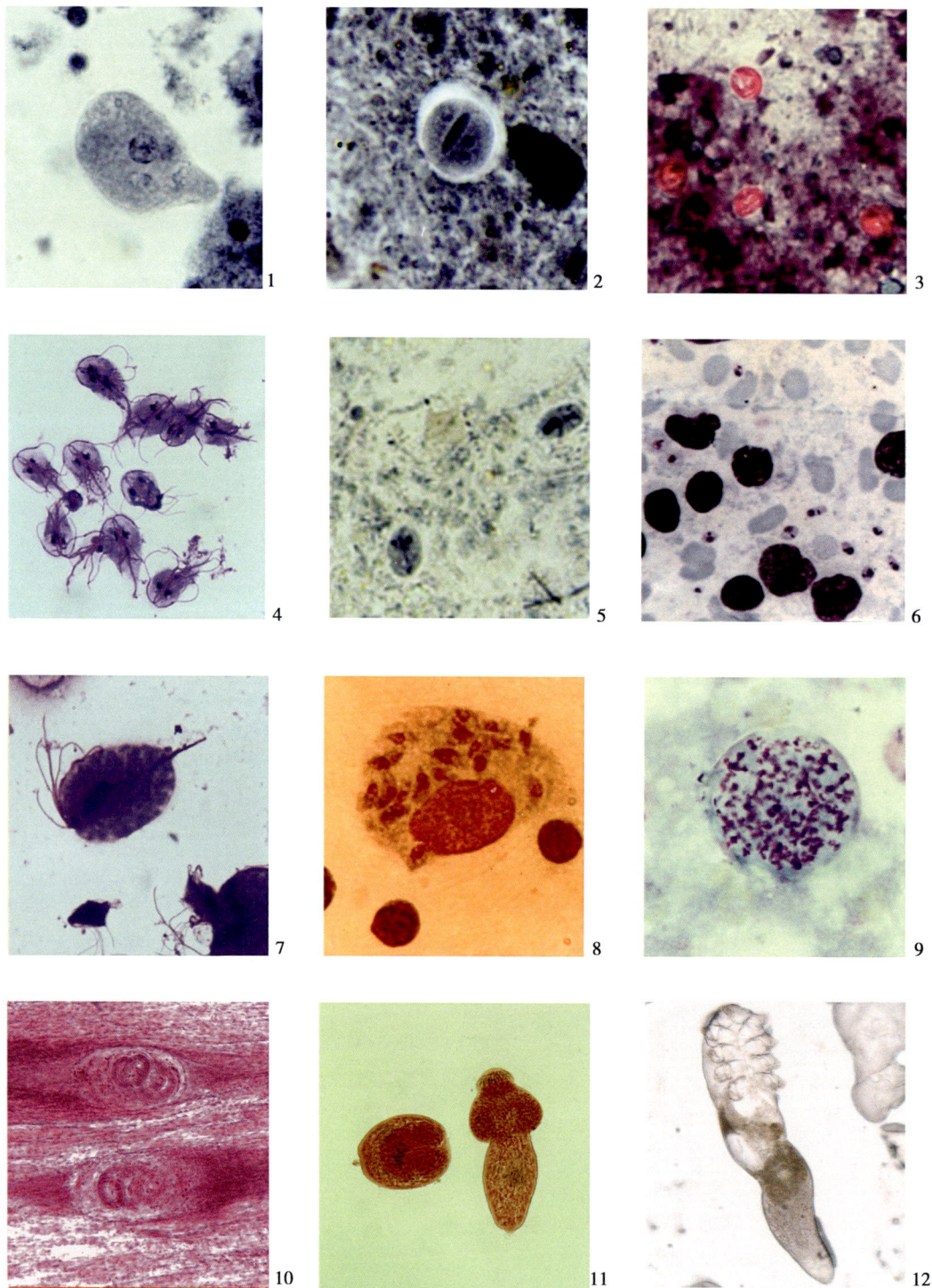

附图 4　常见的寄生虫（诊断期）

1. 溶组织内阿米巴滋养体；2. 溶组织内阿米巴包囊；3. 隐孢子虫卵囊；4. 蓝氏贾第鞭毛虫滋养体；5. 蓝氏
贾第鞭毛虫包囊；6. 杜氏利什曼原虫无鞭毛体；7. 阴道毛滴虫；8. 刚地弓形虫假包囊（速殖子）；
9. 刚地弓形虫包囊；10. 旋毛虫幼虫囊包；11. 细粒棘球绦虫原头蚴；12. 毛囊蠕形螨

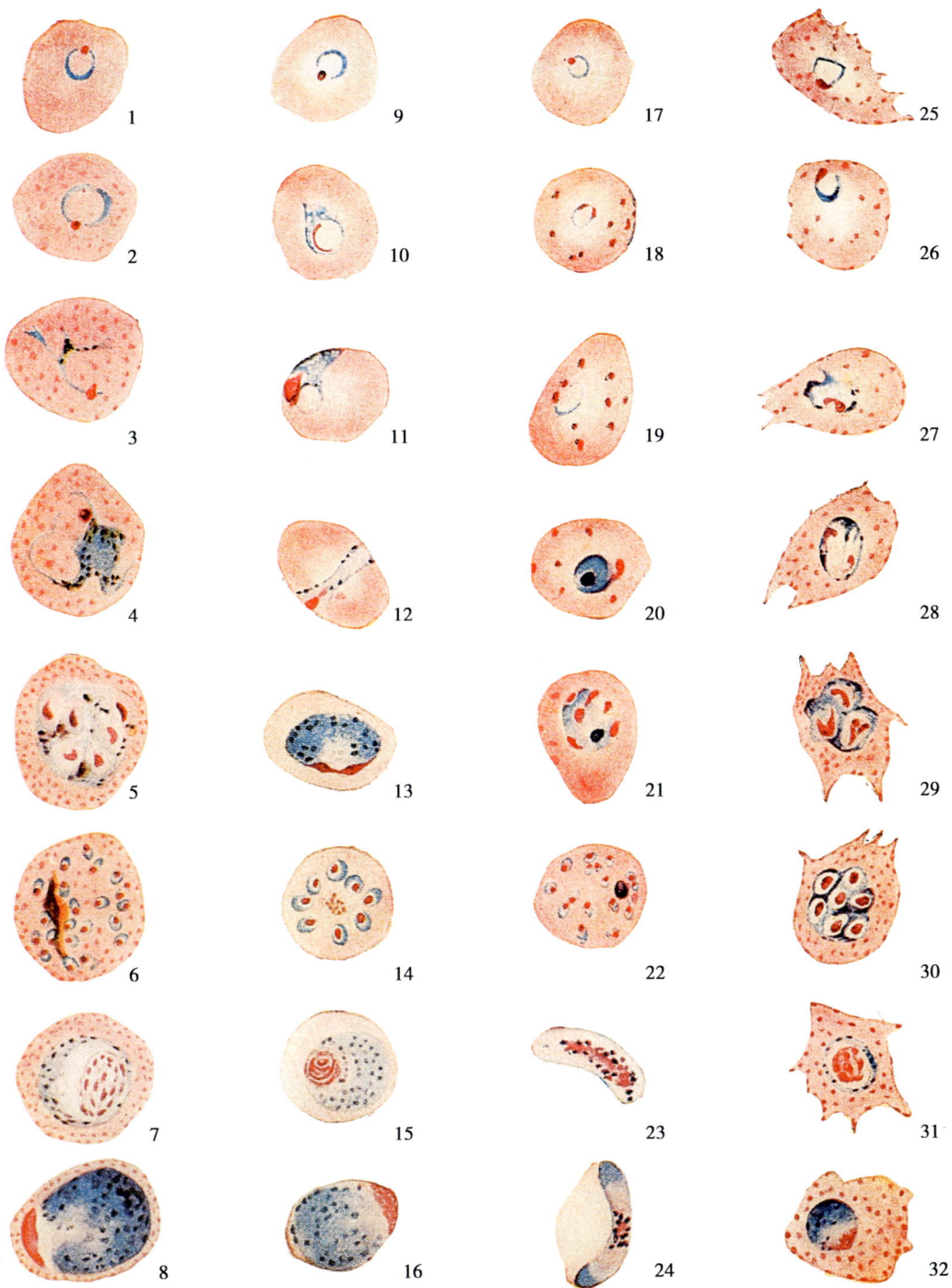

附图5 四种疟原虫红细胞内期的各期形态（Giemsa 染色）

1~8. 间日疟原虫；9~16. 三日疟原虫；17~24. 恶性疟原虫；25~32. 卵形疟原虫；

1、9、17、18、19、25、26. 示环状体；2、3、4、10、11、12、20、27. 示大滋养体；

5、13、21、28、29. 示裂殖体前期；6、14、22、30. 示成熟裂殖体；

7、15、23、31. 示雄配子体；8、16、24、32. 示雌配子体

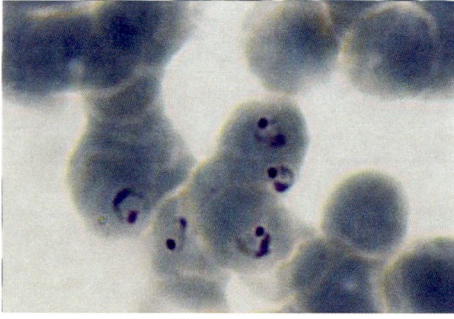
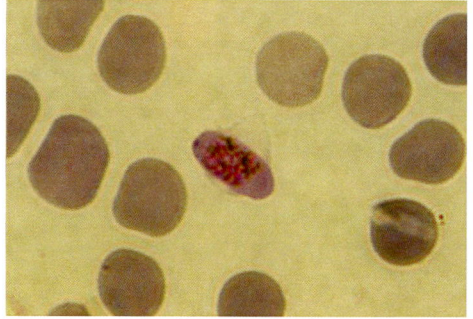
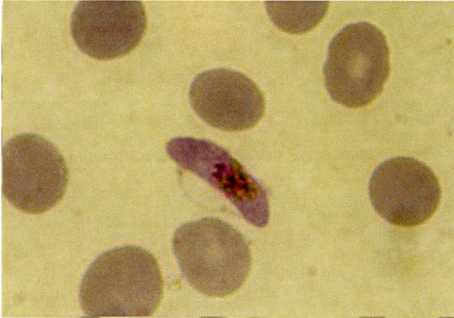
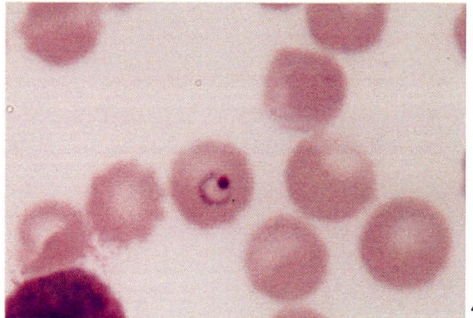
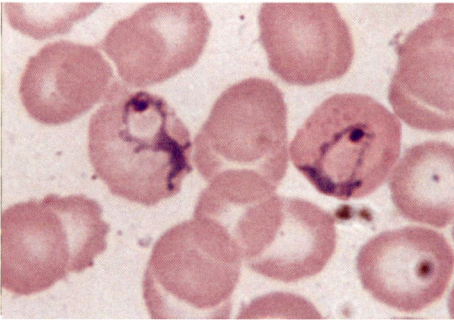
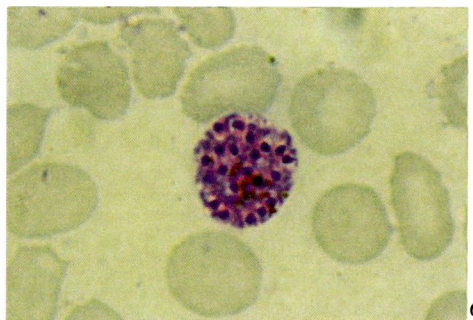
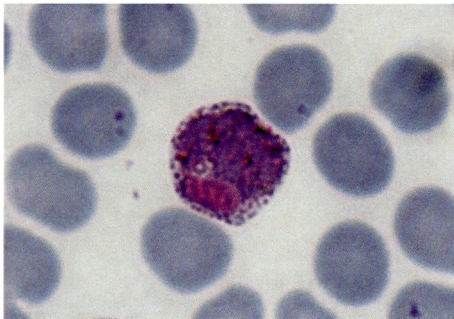
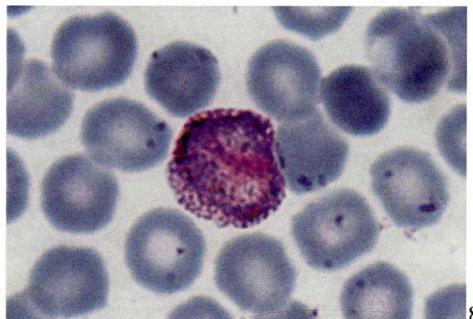

附图 6　血涂片中的间日疟原虫和恶性疟原虫

1. 恶性疟原虫环状体；2. 恶性疟原虫雄配子体；3. 恶性疟原虫雌配子体；4. 间日疟原虫环状体；
5. 间日疟原虫滋养体；6. 间日疟原虫裂殖体；7. 间日疟原虫雌配子体；8. 间日疟原虫雄配子体